中国著名中医学家
杨力作序推荐

看病的智慧

林正　林青　著

江苏凤凰科学技术出版社
国家一级出版社　全国百佳图书出版单位

图书在版编目（CIP）数据

看病的智慧 / 林正，林青著. -- 南京：江苏凤凰
科学技术出版社，2020.1
ISBN 978 - 7 - 5713 - 0665 - 6

Ⅰ. ①看… Ⅱ. ①林…②林… Ⅲ. ①疾病-诊疗-
基本知识 Ⅳ. ①R4

中国版本图书馆 CIP 数据核字（2019）第 256377 号

看病的智慧

著　　　者	林　正　林　青
责 任 编 辑	沙玲玲　钱新艳
文 字 编 辑	汪玲娟
责 任 校 对	郝慧华
责 任 监 制	刘文洋

出 版 发 行	江苏凤凰科学技术出版社
出版社地址	南京市湖南路 1 号 A 楼，邮编：210009
出版社网址	http://www.pspress.cn
印　　　刷	江苏凤凰扬州鑫华印刷有限公司

开　　　本	718mm×1 000mm　1/16
印　　　张	15.25
版　　　次	2020 年 1 月第 1 版
印　　　次	2020 年 1 月第 1 次印刷

标 准 书 号	ISBN 978 - 7 - 5713 - 0665 - 6
定　　　价	35.00元

图书如有印装质量问题，可随时向我社出版科调换。

序言一　健康属于聪明的人

杨　力　著名中医学家

中国中医科学院教授、博士生导师

中央电视台《百家讲坛》特邀嘉宾

本书作者是一位普通冠心病患者，从书中可以看出，他在治病养生中，广泛涉猎医学知识和养生知识，融会贯通形成了许多自己独到的见解，并坚持付诸实践，终于战胜了严重的冠心病，可以说，在很大程度上他靠的是勤奋学习获得的聪明才智。

作者在前言中开宗明义，提出了聪明患者的10条标准，把"聪明的患者"这一概念具象化了，从而为普通群众如何战胜疾病提供了一个清晰的思路，这是很有创意的。若遵循这些标准，就能以较小代价战胜疾病。从这个意义上讲，健康属于聪明的人。

本书的重点是防治心脑血管疾病和癌症，因为这些疾病对人类健康危害最大。作者站在普通群众的立场，深知他们最需要用哪些知识来武装自己，从而抵御和战胜这些疾病。

作者现身说法告诉大家怎样通过学习医学知识战胜严重的冠心病，又用医学专家的观点和大量案例诠释如何防治癌症。因此，该书具有很强的现实针对性和实用性。

凡聪明的患者都十分重视学习医学知识和养生知识。该书以聪明患者的10条标准为主线，对需要学习的知识做了深入探讨。例如，怎样看病，如何吃药，如何利用西医和中医的知识看病，怎样养生避免心脑血管疾病,如何保健远离癌症等,这些探讨为读者提供了可资借鉴的思路和方法。

作者从医学专业书籍、电视养生节目、报刊的医疗养生类栏目以及现实生活中,精心搜集的大量案例,都具有典型性和说服力。这些案例不仅有助于读者开阔眼界增长知识,提高看病治病的能力,也有助于读者提高分析问题和解决问题的能力。

在当今信息大爆炸的时代,每个人都经常受到各种养生保健信息的干扰,例如充斥在手机、电脑网络里的各种道听途说、似是而非、断章取义和只知其一不知其二的传说和流言,着实让人们目不暇接、真伪难辨。在这样一个很容易让人浮躁的大环境中,若能静下心来阅读一本好书实属不易。然而,慢慢地品读一本好书,正是抵御和治疗浮躁通病的良药。

当然,我们都不希望成为病人,而是要做健康的人,但凡是活着的人都可能会生病,谁也不能保证自己一辈子都不生病,甚至不能保证自己一辈子不生重病。

那么,如何未雨绸缪预防疾病?如何直视和积极面对疾病?怎样在生病后做一个聪明的患者去战胜疾病?这就是我们每一个人必须认真思考和回答的问题,我相信这本充满智慧和正能量的书,一定能帮助读者找到这些问题的答案。

为此,我愿向各位朋友推荐这本书,并祝愿大家健康快乐。

序言二　做自己健康的第一责任人

王振兴　江苏省中医院心内科主任、主任医师
南京中医药大学教授、博士生导师

　　本书的作者林正,是11年前我治疗过的一位冠心病患者。我记得第一次与他见面时,饱受疾病折磨的他是一副忧心忡忡、面容憔悴的样子,这么多年过去了,他的身体和精神状况早已有了很大的改观,可以说与那时相比的确有天壤之别,已经完全看不出他曾是一位危重的冠心病患者。

　　在一次群众科普教育活动中,我邀请他为我院患者和体检者介绍自己是如何战胜冠心病的,尽管我预感他讲的效果不会差,但绝没想到他讲得那么精彩。我自始至终听完了他的演讲,从现场听众的反映看,他讲得比专业人士更接地气,尤其是他的现身说法和亲身感悟,更受群众欢迎,也更具说服力。

　　我从医30多年,接触的冠心病患者数以万计,令我印象极为深刻的是,林正颇有一点儿与众不同,他对冠心病相关的医学知识和养生知识的学习和理解相当深入。从这个角度上讲,他的确是一位聪明的患者,也正因为如此,他才能战胜严重的冠心病,最终赢得了属于自己的健康。

　　为了让更多的人分享自己学习医学知识和养生知识的新成果,林正撰写了这本书。新书的问世,不但能与读者分享一位患者通过刻苦学习医学知识,并把这些知识付诸行动,最终战胜冠心病和多

种疾病的体会和感悟,同时也能让读者从诸多经典案例中获得防治心脑血管疾病和癌症的经验与方法。

该书的重点是如何增长知识、智慧防治心脑血管疾病和癌症,因为这些疾病是广大人民群众健康的最大威胁,从流行病学调查资料看,心脑血管疾病和癌症已经呈现出快速增长和日趋年轻化的发展现状及趋势。

实践表明,若单纯依靠医生,是无法有效遏制这些穷凶极恶的病魔的。只有患者与医生携手,预防与治疗并进,才能有效遏制这些慢性病快速流行的势头。

在作者身上和书中大量案例中,我们能够切实体会到:只有通过后天努力,在防治疾病和养生保健的领域里勤奋耕耘,才能拥有战胜病魔的智慧头脑。正像作者在书中所说的,任何人都不愿意生病,但谁也不能保证自己一辈子不生病,一旦生病了,所有人都应努力做一个聪明的患者,从而在与疾病的斗争中少走弯路,尽快战胜疾病,早日恢复身体健康。

该书作者站在患者的角度思考怎样做一个聪明的患者,如何防治疾病和养生保健,这的确是一个新课题。透过这个新的视角,读者一定能从这本书中看到不一样的精彩。

目　录

前言　怎样做一个聪明的患者？

我写的两本书《智慧养生：养好血管人不老》和《走是养生之王》出版后，得到了广大读者的支持和点赞。我永远不会忘记，曾有一位读者握住我的手激动地说："我们真的看不起病啊，我们的确需要这样的书啊！"后来，出版社的一位老朋友鼓励我再写一本书，主题就是怎样做一个聪明的患者，从我本人的经历出发，帮助读者提高健康素养，使更多的人战胜疾病、重获健康。

读者的鼓励和朋友的信任，就是我写这本书的最大动力。

我知道，写新书之前要先把思路梳理出来，而后方能下笔。那我就先从这本书的主题开始梳理吧。

首先我认为，聪明只是一种相对的概念，人与人相比，不承认天赋有差异是不对的，但自己与自己相比，不承认后天努力具有决定性的作用也是不对的。

生老病死，是任何人都无法抗拒的自然规律，对每一个人来说，都必然是相同的。生老病死的过程，任何人都可以做出自己的选择，而每一个人的选择，都可能带来不同的结果。

现实生活中大量的案例表明，聪明的患者在与疾病做斗争时，通常都具有以下一些特点：

1. 在看病治病中善于学习，充分发挥个人的主体作用。

2. 正确地选择西医或是中医，再或是中西医相结合。

3. 密切配合医生选择适宜的药物或手术等治疗方法。

4. 适时向医生反馈治疗效果,配合医生改善治疗方法。

5. 能及时发现疾病的早期信号,做到早检查早治疗。

6. 重视饮食、运动、心理等疗法,改变不良生活习惯。

7. 重视预防,定期体检,了解体检表上重要指标的含义。

8. 面对任何疾病都能积极乐观,顽强斗争,永不放弃。

9. 保持良好的医患关系,有独立见解,避免过度治疗。

10. 能够识破各类骗子和伪科学,免受其欺骗与误导。

这10个特点可称为聪明的患者的10条基本标准,当然,也是我撰写这本书所遵循的基本思路。

聪明不是天生的,要做一个聪明的患者并无捷径可走,但一定会有路可循,那就是不断学习、总结和提高。只有学习必要的医学知识,总结自己的经验和教训,吸取别人的经验和教训,才能提高自己防治疾病和养生保健的能力。

那么,学习哪些知识,如何运用这些知识? 怎样总结自己的经验和教训,如何吸取别人的经验和教训? 怎样做一个聪明的患者? 这一系列问题,都需要我们进行深入探讨。

本书所做的全部努力,都是为了帮助读者"平日烧高香,病时不慌张",关键时刻做到能防病、会看病、懂治病,从而远离疾病风险,实现自己的健康梦,即拥有智慧的头脑、健康的身体和幸福的人生。

第一章
我是怎样战胜冠心病的？

许多人患病后，想的都是如何依靠医生、医药和医院来治疗疾病，这并没有错；但如果仅此而已，忽略治病过程中个人的主体作用，不重视发挥自己的主观能动性，那恐怕在治疗疾病和恢复健康时，就很难获得最佳效果。当然，发挥自己的主观能动性，必须有一个前提，那就是相信科学、学习科学和实践科学。

我在治疗冠心病过程中的做法是：做自己健康的第一责任人，与医生协同作战，认真学习医学和养生知识，用知识武装自己，把理论用于实践，顽强与病魔抗争，夺取最终的胜利。

血管堵塞，让我多次跨进鬼门关

2006年10月，我刚好58岁。一天夜间大约凌晨四点，我突然从梦中醒来，此时全身已经大汗淋漓，背心和衬衣全部都湿透了，左胸部像压着一块无形的大磨盘，整个身体不能动弹，大脑一片空白，感觉到从未有过的恐惧、无奈和绝望，真有一种灵魂即将脱窍和不得不撒手人寰的感觉。幸运的是，没过多长时间这些症状和感觉都慢慢地缓解了。

早上起床后，我感到心跳异常衰弱，腰都很难直起来，我拖着疲惫不堪的身体来到办公室。同事们见我就问："你脸色这么憔悴，是不是生病了，要不要去看医生？"当我还在犹豫时，一位同事已把车要来了，他陪着我一起到了一家大医院。

我把自己凌晨时的症状和感觉告诉了医生，我看到医生在我的病历中写下了"濒死感"3个字。

经过简短的询问和检查，医生怀疑我患上了冠心病，让我立即住院做进一步诊断。

在住院期间，我做了多项检查，但并没有发现我患冠心病的可靠证据。经过十几天的输液、服药和休息，身体逐渐有所好转，我就要求出院了。

可没过多久，我又因严重的心绞痛第2次、第3次住院。但我始终不相信自己患有冠心病，总觉得出现这些症状，可能是年龄大了或工作累了等原因造成的，因此我多次拒绝医生让我做冠脉造影检查的建议，尽管医生说这项检查是"金标准"。

2008年2月，我又因严重的心绞痛第4次住院，在医生反复劝说下，我终于同意做冠脉造影检查，结果当场就被确诊为冠心病，心脏上的右冠状动脉严重堵塞，血管狭窄程度达80%。

我躺在手术台上，听到医生与护士的对话，他们起初要为我安装内径5毫米的支架，但当时没有就想改用4毫米的支架。我想人是有灵魂的肉体，不是一架破旧机器，怎能在维修时随便找个零件凑合了事？于是，我当场拒绝了支架治疗。

他们请主任来说服我，主任对我说："你冠心病已确诊，右冠状动脉上端开口处严重堵塞，狭窄程度已经达到80%，通常狭窄70%以上都应安装支架，如果不安装支架，随时都有可能发生大面积心肌梗死，到那时抢救都来不及啦！"但是，他们看我始终不肯安装支架，也就不再勉强了。

两天后，我带着医生为我开的4种西药出院了。

回到家中，我总感到头上戴的冠心病帽子像一座大山，压得我实在透不过气来，特别是我拒绝了支架治疗，却不知道这种冒险行为将会给我带来什么后果。每当想到这些我就心情沮丧，吃不下也睡不香。

可是，一想到主任对我说的那句话，我又觉得自己是很幸运的，因为几次凌晨发生严重的心绞痛，都到了心肌梗死的边缘，就像一只脚跨进了鬼门关，所幸每一次都能逃脱出来，与死神擦肩而过。

然而，再仔细回味主任对我说的那句话，我警醒地意识到，自己的这种所谓的幸运很可能只是一种侥幸或运气,它不可能长久地属于我。

面对死神的招手,我决不能束手待擒,我要主宰自己的命运,我要向病魔发起进攻!

摸准敌情，才能发起进攻

孙子兵法曰："知己知彼，百战不殆。"我要向病魔发起进攻，首先要了解自己、摸准敌情。

住院时，我从医生那里了解到，引发冠心病的原因是动脉粥样硬化，是它造成了心血管堵塞和狭窄，发展到严重时就会引发心绞痛甚至心肌梗死。

通过学习，我还了解到西医治疗冠心病的方法主要有三种：一是服药，二是安装支架，三是搭桥手术。

我并不反对支架治疗，只是缘于前面讲到的那些原因，才拒绝了支架治疗。我想，还是先服药治疗吧。

我把服用的药物说明书全都找出来，仔细看了一遍后，着实有一点儿失望：因为这些药能降血压、降血脂，抑制血小板，扩张心血管，降低心血管疾病不幸事件发生概率等，但不能有效地逆转心血管的动脉粥样硬化。

那么，动脉粥样硬化是什么东西，它是什么原因引发的，它的危害有多大，如何才能逆转和战胜它？这些问题我都必须要通过学习搞清楚。

恰巧我爱人在卫生局工作，她单位曾发了一些医学和养生方面的书，我把这些书翻找出来，总共有 10 多本，我很快就翻阅了一遍。

其中有两本书让我爱不释手,一本是《登上健康快车》,系洪昭光、胡大一和向红丁 3 位全国知名专家所著;另一本是《健康革命》,为澳大利亚一位学者罗斯·霍恩所著。我觉得,这两本书是我最好的启蒙老师。在书中我了解到许多有关冠心病的医学知识,也可以说是摸到了动脉粥样硬化的翔实敌情。

它是一种慢性疾病。动脉粥样硬化是导致心脑血管疾病的元凶,其形成过程是缓慢的,很多人从 20 岁或 30 岁时就开始发生,但直到中老年时才发现已患心脑血管疾病。这种病虽然是慢性疾病,但它一旦急性发作就会置人于死地,且时间短暂。

它是一种全身性疾病。动脉粥样硬化是由脂肪胆固醇积聚在血管壁上构成的。它发生在冠状动脉血管里就是心血管疾病;发生在脑部、颈部动脉血管里就是脑血管疾病;它也可能发生在身体其他部位的动脉血管里。

它是一种代谢疾病。动脉粥样硬化形成的原因有很多,但关键是人体代谢出了问题。简单地讲,就是吃进的脂肪胆固醇过多,而消耗脂肪胆固醇的运动过少,加上基础代谢能力下降等原因,导致脂类垃圾慢慢地聚集到动脉血管内壁并侵入表皮内,从而逐步形成动脉粥样硬化。

以上这些知识让我懂得:与动脉粥样硬化做斗争,除了服药之外,还要严格控制饮食中的脂肪胆固醇,同时要加强运动消耗,以维持身体代谢平衡。

洪昭光教授在书中说:"走路就是使动脉粥样硬化斑块变软化的一个最有效的办法,研究证明,只要坚持步行一年以上,粥样硬化斑块就能部分消除。"

　　我看到这段文字后，眼前为之一亮，就像突然发现了向敌人进攻的最佳突破口一样异常兴奋。

　　我意识到，走路就是维持身体代谢平衡的最好方法，也是逆转和战胜动脉粥样硬化的最有力武器。于是，我下定决心，用服药加走路的方法来治疗冠心病。我心中想，先走一年试试看，如果没有明显的效果，再考虑去医院安装支架。

中医的妙招功不可没

显然，我只把服药和走路作为武器，不可能在较短的时间内战胜动脉粥样硬化。那么，要打赢这场持久战，就必须先要打赢预防心肌梗死的心脏保卫战，如果不能打赢这场心脏保卫战，就会导致整个战争的失败。

为此，我决定再到中医那里去寻找更多的武器。

在省中医院住院时，我曾挂了专家门诊号看病，并开了一些辅助治疗的中药。然后，我又去新华书店购买了一些中医学方面的书籍。

通过看中医门诊和阅读中医书籍，我了解到中医的一些基础知识，在进一步提高战胜疾病的信心的同时，也获得了预防心肌梗死的三种简易方法：

1. 服中药丸缓解心绞痛。

为了缓解心绞痛和预防心肌梗死，我以往服用的急救药是硝酸甘油，这是一种西药，但我服用后总会有点儿头脑发胀的感觉。我从说明书了解到，这种药长期服用会有耐药性等副作用。服用中成药速效救心丸，则不会产生副作用，预防心肌梗死的效果也很好，平时服用还有保健作用，于是我把它常备在身上，以便于能够随时服用。

2. 用按摩方法预防心肌梗死。

按摩膻中穴和心包经，可以改善心脏功能，为心脏补气补血，也可以预防心肌梗死。左右手臂各有 9 个心包经穴位。下图显示膻中穴和左手臂心包经的 9 个穴位：

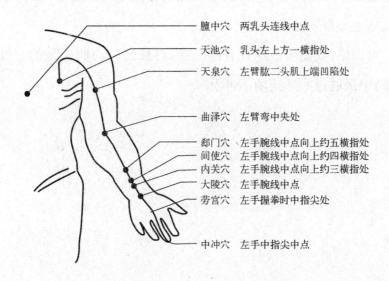

膻中穴　两乳头连线中点

天池穴　乳头左上方一横指处

天泉穴　左臂肱二头肌上端凹陷处

曲泽穴　左臂弯中央处

郄门穴　左手腕线中点向上约五横指处

间使穴　左手腕线中点向上约四横指处

内关穴　左手腕线中点向上约三横指处

大陵穴　左手腕线中点

劳宫穴　左手握拳时中指尖处

中冲穴　左手中指尖中点

平时用中指尖敲打膻中穴，或用食指弯曲后形成的突出部位按摩心包经上的穴位，可以预防心绞痛，此外，心绞痛发作时按摩内关穴能起到缓解作用。我每天都按摩内关穴等重点穴位，每个穴位按摩 1~2 分钟。每次按摩后心脏都会有些舒畅的感觉。

3. 主动咳嗽在关键时刻能救命。

在看中医专家门诊时，老中医耐心检查了我的病，并给我开了药，然后他告诉我说，心绞痛时也可用主动咳嗽的方法来缓解。起初我不太相信，但尝试了几次后，感到确实有较好的效果。

后来，我在一本杂志上看到医学专家论述主动咳嗽治病保健功效及原理的一篇文章。该文指出,主动咳嗽对机体健康甚至生命安全都有很重要的作用,能增加胸廓内部的压力,对心脏起到按摩作用,可改善心肌缺血状况,从而预防心肌梗死。

　　以上中医的这些小招数,看起来都很不起眼,但关键的时刻却能够救命。用了这些方法,我心绞痛的次数明显减少了,而严重的心绞痛也不再发生了。

　　可以说,我能够拒绝死神的召唤,打赢预防心肌梗死的心脏保卫战,中医的这些妙招功不可没。

走路，帮我清除血管垃圾

毋庸置疑，预防心肌梗死最有效的方法是让动脉粥样硬化斑块软化以至消除。既然医学专家说，走路就是让动脉粥样硬化斑块软化的最有效的方法，那我就一方面坚持服用西药和中医保健，一方面迈开双腿坚持每天走路。

但是，为什么走路是治疗动脉粥样硬化最有效的方法呢？每天什么时间走比较好？一次走多长时间才有较好的效果？用什么样的速度走比较适宜？这一系列的问题，都令我感到十分好奇，我努力寻找答案。

我终于在新华书店的一本书中找到了自己急切需要的答案。

美国的巴特曼博士在《水是最好的药》一书中说："有人在瑞典反复做过血液化验，结果表明，走路一个小时后，脂肪分解酶就活跃起来，并且可以连续 12 小时分解脂肪。活跃的酶在血液循环中可以清理动脉血管壁上的脂肪团块和沉积物。"

这段话太重要了！它清楚地回答了那个重要的问题，即为什么走路是治疗动脉粥样硬化最有效的方法，而且还告诉我们，走路具有清洁血管的功能。如果傍晚快走 1 个小时，就能充分调动脂肪分解酶的积极性，可以持续 12 小时工作。这也就是说，即使我们在夜间进入了梦乡，脂肪分解酶也会任劳任怨地帮助我们清除血管里的脂肪沉积物。并且,这是有实验证据和理论依据的。

我又通过阅读运动学方面的书籍,进一步认识到较长时间的快步走,是中等强度的有氧耐力运动,一方面能够减少血液中的低密度脂蛋白胆固醇,这是坏胆固醇,是血管中的垃圾;另一方面还能够增加血液中的高密度脂蛋白胆固醇,这是好胆固醇,是血管中的清道夫和保洁员。

1985年,美国两位医学科学家从全新角度诠释了高密度脂蛋白胆固醇的生理功能,即它可以凭借高密度优势,钻进血管表皮内动脉粥样硬化斑块中去,把低密度脂蛋白胆固醇携带出来再送到肝脏,经过代谢后排出体外,从而阻止或逆转动脉粥样硬化发展进程。这项科研成果获得当年的诺贝尔医学奖。自此,业内人士就称高密度脂蛋白胆固醇为好胆固醇,还幻想能生产一种药,可以直接大幅增加人体血液中的高密度脂蛋白胆固醇,并认为如果能生产出这种药,人类平均寿命可延长30~40岁。

非常遗憾的是,直至今日这种药也未能问世。

然而,走路就相当于这种药,它能提升人体血液中高密度脂蛋白胆固醇水平,是防治心脑血管疾病与癌症等疾病的最好方法。1992年,世界卫生组织明确指出,最好的运动是走路。

从2008年2月至2009年3月,我每天都坚持走路运动,这一年多的时间,我总计做了8次血脂检测,这8次检测结果的平均值与第一次住院之前的2次检测结果的平均值相比较,甘油三酯降低了40%,高密度脂蛋白胆固醇提高了20%,低密度脂蛋白胆固醇降低了42%。

血脂中的好胆固醇增加与坏胆固醇和甘油三酯减少，就是动脉粥样硬化能够逆转的最重要的原因。

2016 年，我撰写了第二本书《走是养生之王》。如果你要问我写这本书的底气从何而来，不瞒你说，就是来自以上的观点，还来自我走路获得了良好的治病养生效果。

如今，我已坚持走路 11 年了，基本做到每天傍晚快步走 1 个小时大约 6 500 步，全天保证不少于 10 000 步。

管住嘴，不让血管再遭罪

众所周知，动脉粥样硬化的形成与饮食也有密切的关系。

住院期间，医院发给我一本小册子，其中有一句话让我感到不解："患有心脑血管疾病的人，每天饮食中胆固醇不宜超过 200 毫克。"这究竟是为什么呢？我是一个喜欢问为什么的人，很想把其中的道理搞清楚。

于是，我翻阅了一些有关营养学的书籍，通过阅读和学习，我掌握了许多有关胆固醇的知识。

营养学专家认为：胆固醇是人体不可或缺的一种重要物质，具有非常重要的生理功能，它既是人体细胞膜的建筑材料，也是人体合成某些激素和维生素的重要原料。

人体内胆固醇的总重量大约只占体重的千分之二，人体细胞在发挥生理功能时，胆固醇也在不断地消耗，而它的补充来源有两个：一个是内源性胆固醇，即自身能够合成胆固醇，可以满足人体的 70%～80%；另一个是外源性胆固醇，即饮食胆固醇，可以满足人体需要的 20%～30%。饮食胆固醇来自动物类食品，例如各种禽蛋和肉类食品，其中蛋黄、鱼子、蟹黄、肥肉和动物内脏的胆固醇含量较多。一个鸡蛋黄的胆固醇含量约 300 毫克，而正常的健康人每天的饮食胆固醇需要量大约也是 300 毫克。

营养学专家于康教授说："一般认为冠心病人可以吃鸡蛋，但量不宜多，以每日一个为宜，对已有高胆固醇血脂症者，尤其是重度患者。由于其胆固醇代谢障碍，对外源性胆固醇的耐受力较差，所以应尽量少吃或不吃，亦可采取吃蛋白不吃蛋黄的方式。"

这段话给了我们一个重要启示，鸡蛋虽然营养丰富，但并非所有人都适宜吃。后来在《健康革命》一书中，我又看到了一个案例，也受到深刻启发。

第二次世界大战中，德国病理学家奉命对集中营数以千计的遇难者进行验尸，结果发现了一个奇特现象，这些经过数年监禁的囚犯，几乎没有人因患心脑血管疾病死亡，他们的动脉血管洁净无瑕，没有动脉粥样硬化的症状，即便是老年人，也只能隐约看到血管壁上曾患动脉粥样硬化的痕迹。究其原因，就是因为他们的饮食中没有脂肪胆固醇，再加之服役强度大，动脉血管壁上的脂肪胆固醇已作为养料消耗殆尽，因此就不会发生动脉粥样硬化及心脑血管疾病，他们都是因极度缺乏营养导致内脏衰竭而死亡的。

在这个案例中，我发现了一个很大的秘密，那就是：只要控制饮食和加强运动，就一定能够逆转动脉粥样硬化。我终于茅塞顿开，深刻理解了"患有心脑血管疾病的人，每天饮食中胆固醇不宜超过200毫克"这句话。

营养学家认为，正常的健康人每天需要补充饮食胆固醇300毫克，但医学家却告诫我们，心脑血管疾病患者为了治疗疾病，每天饮食胆固醇摄入量不宜超过200毫克。

这是因为，作为心脑血管病人，不能再像正常的健康人那样顾及营养问题了，而应当抓住威胁健康和生命的主要矛盾，严格控制和减少饮食中的脂肪和胆固醇,而且务必要"矫枉过正",这样才有可能阻止或逆转动脉粥样硬化的发展进程,从而改善心脑血管疾病的治疗效果。

懂得这些道理后,为了逆转动脉粥样硬化,我做出了一个决定,今后绝不再吃鸡蛋黄、肥肉、动物内脏等胆固醇含量高的食品,也不吃过去喜欢吃的桃酥、萨其马和方便面等含有大量饱和脂肪酸和反式脂肪酸的食品,为了补充身体必需的蛋白质,只吃一些豆腐和胆固醇含量较少的瘦肉和鱼肉等食物。

直至 3 年后,我的冠状动脉血管已疏通了许多,我才少量吃一点鸡蛋黄或鸭蛋黄。

我发誓:一定要管住嘴,不让血管再遭罪!

心情好，心脏才会好

不良情绪能够引发冠心病，这绝不是无稽之谈。

在很早以前，我国古代医学家就认识到，人过于伤悲或激动等情志活动，都会伤及心脏。

《黄帝内经》说，"愁忧恐惧则伤心""忧愁思虑即伤心"，还说"喜伤心""悲伤心"等。

现代医学的研究成果已经证实，心脏健康与人的情绪确实有非常密切的关系，良好情绪是维护心脏健康的良药，不良情绪是损害心脏健康的诱因。

《健康报》曾刊登一篇文章，题目是《心情好，心脏才会好》，文中披露了一家科研机构的研究成果，表明临床 50％的冠心病患者，实际上最初的患病诱因，并非肥胖、高血压、高胆固醇等因素，而是患者的不良情绪。

这项研究成果指出，人在长期精神压力状态下，体内会分泌大量压力激素，例如肾上腺素等激素，能够引发血压和心跳急剧升高，从而使冠状动脉血管壁表皮受到高强度血流冲击和伤害，长此以往就会形成动脉粥样硬化。人的精神压力过大，还会促使体内的 IL-6 蛋白质不断升高，这种蛋白质能使人情绪激奋，最终也会导致动脉血管壁增厚。这家科研机构的专家还指出，一个人心脏监测指标都正常,但在心理压力过大时,可能突发心脏病,而治疗心脏病最好的药是爱、宽容和乐观向上的精神。可见,不良情绪是许多人患冠心病的祸根。

总结我自己患冠心病的原因,许多高危因素都沾上了边,例如体重、血压、血糖和血脂等指标,一段时间全都超出正常范围,但超出程度并不严重,在这种情况下,不良情绪乘虚而入,成了我患冠心病的诱因。

我清楚地记得,2006年那一段时间工作特别忙,一方面要撰写大量文章、文件和演讲稿,另一方面还要经常为基层员工讲授新业务课。而且我是工作上追求完美的人,结果造成精神压力过大,就滋长了急躁、焦虑等不良情绪,有时甚至影响了睡眠。

在诸多负面因素影响下,冠状动脉粥样硬化的形成加快了,心脏常感到不适,终于在10月的一天凌晨的睡眠中发生了严重的心绞痛,迫使我第一次住进了医院。

2008年2月,在我第4次住院时,被确诊为严重冠心病,正是我即将退休的时候,也是我开始学习养生知识的时候。那时许多人都很关心我,有的人关心我的病情,也有人关心我退休后的待遇,例如有的人对我说:"像你这样的能力和成绩,受到如此待遇,确实有些不公。"听到这些话,我觉得他们说的好像是事实,于是心里就有一点儿不平衡,产生了一些郁闷的情绪。

学习养生知识后,我很快意识到健康是人生最重要的,没有健康就啥都没有了,什么名利待遇还不都是过眼云烟!想想自己,比上虽不足,比下总有余嘛,世界上哪有那么多公平啊?再说,比这不公平的事不是还有很多吗?只要我能对得起自己的良心,对得起那么多群众的评价就足够了。这样一想，我心里就平衡了许多，从此专心投入到养生知识的学习和实践中。

实际上，每个人的一生中都会遇到许多的不如意，都可能会随时滋生不良情绪，而如何实施心理养生，就成了养生保健中一个非常重要的问题。

我们任何时候都不应忘记，心理养生是健康的牛鼻子，只有牢牢抓住它，才能真正把握防病治病的主动权。

站得高，才能一览众山小

冠心病的病因是动脉粥样硬化把冠状动脉血管堵塞了，如果能够把血管疏通，冠心病也就治愈了。

2008年2月，我第1次做冠脉造影检查，诊断结果为右冠状动脉开口处堵塞，狭窄程度达到80%。

2009年3月，我第2次做冠脉造影检查，发现堵塞的血管已经疏通了许多，狭窄程度仅有45%。

医生对我说："仅一年时间就有这么大改善，让人难以置信，现在你不用考虑安装支架了。"

医生这句话，让我格外欣喜。

总结一年的治病、学习与养生实践，我认识到，与冠心病斗争的过程，就是与动脉粥样硬化这个顽敌殊死搏斗的过程。若仅依靠任何一门学科的知识和方法，都不可能单枪匹马地战胜它，只有把西医、中医、运动、饮食、心理这五门学科的知识和方法融合在一起，进行综合治理，才能战胜这个顽敌。

进行综合治理，犹如站在最高的山峰上，无限风光在险峰，各门学科的知识和方法就像一座座风景秀丽的山岭，我们只有站在最高的山峰上，才能一览众山小，才能尽情地欣赏那一幅美丽壮观的风景画卷。

假如把综合治理所涉及的这五门学科的知识和方法，分别用军事术语做比喻的话，我觉得：

西医治疗，就像战略预备部队，在紧急的时候冲上去，发挥非常关键的作用。

中医调理，就像常规作战部队，在日常的防卫过程中，发挥十分重要的作用。

运动疗法，就像攻击作战部队，在与敌人相持的关头，发挥连续出击的作用。

饮食养生，就像要塞防卫部队，在遭敌人进攻的时候，发挥坚固防御的作用。

心理平衡，就像政治宣传部队，在平时和激烈战斗中，发挥宣传鼓动的作用。

如果把这五支部队组合在一起，就可组成一支战无不胜的强大军队，也就一定能够战胜动脉粥样硬化这个顽敌。那么，谁才能胜任这支强大军队的司令官呢？显然，非自己莫属！我们只能靠自己去学习、去实践、去总结，逐步摸索出一套适合于自己的综合治病养生方案，才能胜任这支强大军队的司令官。

千万不要完全指望有哪一位专家能为你量身定制这套方案。因为，所有学科的专家都受到所学专业的限制，只能从自己专业的角度为你支招，而很难从综合治理的角度为你量身定制治病养生方案，更是无法监督你治病养生方案实施的具体情况。例如，西医的专家不会教你去按摩，中医的专家不会教你去控制饮食胆固醇，营养学专家不会教你去走路，运动学专家不会教你去吃西药，心理学专家不会教你去吃中药，如此等等。这都没什么可奇怪的，完全是由现代化细致的专业分工所造成的。

通过学习和实践，让我懂得动脉粥样硬化的形成并非一日之"功"，也不是个别因素之所为。我深深地认识到，动脉粥样硬化引起的血管狭窄增一分，人就距离衰老死亡靠近一寸，动脉粥样硬化引起的血管狭窄减一分，人就向年轻健康靠近一寸。

综上所述，我们要与动脉粥样硬化这个顽敌作战，仅依靠某一门学科的知识和方法，是不可能取得胜利的，以上提及的五门学科的知识和方法都很重要，缺一不可。只有进行综合治理，把它们拧成一股绳形成合力，才能攻无不克、战无不胜，赢得最终胜利。这就是我与冠心病斗争的最大感悟。

第二章

如何利用西医和中医的知识看病治病？

学习医学知识，是防治疾病和养生保健的需要，也是提高健康素养的必修课。如果说，生病后重视学习医学常识算一个聪明的人，那么，没生病时就重视学习医学常识，就笃定是一个有智慧的人。因为人生总要与疾病打交道，常言道："人无远虑必有近忧。"

我们中国人在防病治病和养生保健过程中，总会面对西医或中医，如何利用西医和中医的知识看病治病，是任何人都回避不了的问题。要想获得防病治病和养生保健的最佳效果，首先应该懂得西医和中医各具所长，也各有所短。

西医这些知识让我开了窍

现代社会，心脑血管疾病就像瘟疫似的危害全民健康。国家卫生部门的统计数据表明，我国近几年每年死于心脑血管疾病的人数大约为 350 万，占各种疾病死亡总人数的 40％以上，并出现年轻化的趋势。因此，人们普遍对心脑血管疾病心存恐惧，但是真正了解心脑血管疾病的人却非常少，也就是说绝大多数人所具备的相关医学知识还相当匮乏。

造成动脉血管狭窄和堵塞的究竟是什么东西？

近几年我受邀在全国各地主讲了近百场养生讲座，每一次讲座我都会提出许多的问题与听众交流互动，其中有一个问题，我是这样提出的："大家都知道，心脑血管疾病的起因是心脏或脑部的动脉血管狭窄或堵塞，那么，我请问大家，造成动脉血管狭窄和堵塞的究竟是什么东西？"

起初我觉得这个问题并不难回答，但没想到每一次讲座，尽管大家都踊跃发言，但没有人能说出准确答案。他们给出的答案五花八门，有人说造成血管狭窄或堵塞的东西是油脂，有人说是垃圾，也有人说是斑块，还有人说是杂质，甚至还有人振振有词地说"医学专家讲了那个东西就像自来水管子里生出的锈斑"，如此等等。

我对大家说："造成血管狭窄或堵塞的东西是吃进来的脂肪、胆固醇。由于我们吃进了过多的含有大量脂肪、胆固醇的动物类食品，例如各种肉和蛋类食品，又因为我们缺乏运动和代谢水平降低，无法将脂肪、胆固醇全部消耗和排除掉。所以，多余的脂肪、胆固醇就会聚集在血管壁上形成动脉粥样硬化，逐步将我们的血管变得狭窄和堵塞。实际上，这里所说的脂肪和胆固醇，就是我们体检报告中的甘油三酯和低密度脂蛋白胆固醇。"

听我这样一说，大家好像一下子全都明白了。其实，我也是读了西医的几本书以后才开窍的。我觉得这个问题非常重要，假如你不能准确地回答这个问题，说明你不具备最重要的医学常识，而那些道听途说、似是而非的答案，对于你防治心脑血管疾病没有任何实际的指导意义。

早在 1905 年，德国医生就利用尸体解剖化验方法，证实造成血管狭窄或堵塞的东西是脂肪和胆固醇，它引发了心脑血管疾病，因看起来它像米粥一样，于是就把它称为动脉粥样硬化。

后来，又有许多科研人员做动物实验，给兔子和老鼠喂食大量的脂肪和胆固醇，结果没过多长时间，这些动物的心脑血管就出现了动脉粥样硬化。这进一步证实：造成血管狭窄或堵塞的那个东西的确是脂肪胆固醇。但是，做同样实验的鸭子却未出现动脉粥样硬化。科学研究表明，动脉粥样硬化的形成与许多因素有关，饮食中的脂肪胆固醇过多无疑是最重要的因素。但也不能否认，有些人就像鸭子一样，吃了不少的脂肪胆固醇，却并未发生动脉粥样硬化。这就说明，动脉粥样硬化的形成，与个人的体质和其他的因素也有很大的关系。

动脉粥样硬化是怎样形成的？

既然动脉粥样硬化是由多余的脂肪、胆固醇形成的，那么，有哪些因素会引发或促进动脉粥样硬化的形成呢？

科学研究表明，引发或促进动脉粥样硬化形成因素很多，最主要的有四项：肥胖、高血糖、高血压、血脂紊乱，它们在动脉粥样硬化形成过程中都扮演着重要角色。

肥胖，意味着更易患高血糖、高血压和血脂紊乱等疾病，因此，肥胖被列在引发动脉粥样硬化的因素之首位。

高血糖，意味着血液中含糖量高，会造成血管内皮功能发生异常变化，致使血液中的脂肪、胆固醇更容易在血管内皮下聚集，从而逐渐形成动脉粥样硬化。

高血压，意味着血流冲击压强大，长此以往会造成动脉血管表皮和血管壁内膜损伤，在血液中的血小板凝聚作用下，脂肪胆固醇就会乘隙而入，从而引发动脉粥样硬化。

血脂紊乱，意味着血液中的甘油三酯和低密度脂蛋白胆固醇增多，或高密度脂蛋白胆固醇减少。在甘油三酯助力下，低密度脂蛋白胆固醇更容易钻进血管内表皮，也更容易被氧化，就会逐步形成动脉粥样硬化。高密度脂蛋白胆固醇减少，即意味着血管清道夫下岗，也会促进动脉粥样硬化的形成。这些观点都源于西方医学界流行的"脂质过氧化学说"。

可见，以上的每一项因素都可能引发或促进动脉粥样硬化的形成，因素合并得越多，动脉粥样硬化的形成概率就越大，这些因素有一个共同点就是代谢紊乱。

1998年，美国科学家提出"代谢综合征"概念，自此，防治代谢疾病就成为防治心脑血管疾病的重要策略。

2004年，我国的中华医学会糖尿病分会（CDS）制定了代谢综合征的4条诊断标准：

1. 肥胖：体重指数（BMI）≥25。体重指数等于体重（千克）除以身高（米）的平方。

2. 高血糖：隔夜空腹后，早餐前抽血测的血糖值≥6.1 mmol/L和（或）餐后2小时血糖值≥7.8 mmol/L（mmol/L读毫摩尔每升，是浓度测量单位），即可诊断为高血糖。

3. 高血压：收缩压≥140 mmHg，舒张压≥90 mmHg（mmHg读毫米汞柱，是指直接用水银柱高度的毫米数表示压强值的单位）。

4. 血脂紊乱：甘油三酯＝1.7 mmol/L，和（或）高密度脂蛋白胆固醇男性（女性）小于0.9（1.0）mmol/L。

若符合以上3条或4条，应视为患有代谢综合征，若符合任何1条，都应视为患有代谢疾病。

如果从科研角度探讨，身体代谢平衡的内涵极其丰富，但若从防治动脉粥样硬化实际情况考虑，则可把身体代谢平衡简单理解为饮食与运动平衡。也就是说，如果"吃"与"动"平衡，就能够促进身体代谢平衡，也就能够防治动脉粥样硬化及心脑血管疾病。

如何才能疏通血管？

过去，许多业内人士认为，动脉粥样硬化是不可逆转的，现在发现动脉粥样硬化不但是可逆转的,而且它所造成的血管堵塞是能够再疏通的,起码能够部分疏通。

那么,用什么方法才能疏通血管?

我认为,只有把以上所讲的"动脉粥样硬化是什么东西,动脉粥样硬化是怎样形成的"这两个问题搞清楚了,我们才能够找到疏通血管的方法。

毋庸置疑,要疏通血管,就必须从防治肥胖、高血糖、高血压和血脂紊乱入手,而其中最重要的是防治血脂紊乱,认准这个突破口,就更有利于疏通血管。

所谓血脂,是血液里各种脂类物质的总称。

血脂4项指标正常值参考范围(摘自医科大学教材《内科学》第七版(人民卫生出版社)):

(1)甘油三酯(TG):小于1.7 mmol/L。

(2)总胆固醇(T-CHOL):小于5.9 mmol/L。

(3)高密度脂蛋白胆固醇(HDL-C):0.9～1.90 mmol/L。

(4)低密度脂蛋白胆固醇(LDL-C):2.07～3.37 mmol/L。

注:不同医院的化验指标正常参考范围略有差异。

所谓血脂紊乱,就是指血液里的甘油三酯和低密度脂蛋白胆固醇过多,高密度脂蛋白胆固醇过少。

过多的甘油三酯和低密度脂蛋白胆固醇,是形成动脉粥样硬化的核心材料,所以称它们是血液中的垃圾;而高密度脂蛋白胆固醇能够钻进血管壁表皮内,将低密度脂蛋白胆固醇携带出来并排出体外，所以称它们为血液里的保洁员。

显然，只有改善血脂结构，即增加血液里的保洁员，减少血液里的垃圾，使血液变得清洁，才能逐步消除动脉粥样硬化，也才能慢慢疏通血管。

我们可以增加检测血脂次数，例如我在 2008 年 2 月至 2009 年 3 月，共检测 8 次血脂，通过观察检测结果及发展变化情况，再对照血脂指标正常值参考范围，就可判断出血管疏通的状况。需注意，改善血脂结构，即增加血管保洁员和减少血液垃圾，应做到"矫枉过正"，这样才更有把握疏通血管。

改善血脂结构的方法如下：

1. 提高高密度脂蛋白胆固醇的方法：坚持经常走路；常吃点儿橄榄油，常喝点儿红酒。

2. 降低甘油三酯的方法：坚持经常走路；不吃肥肉和甜食；减少米面类食品，增加蔬果类食品。

3. 降低低密度脂蛋白胆固醇的方法：坚持经常走路；不吃肥肉、动物内脏和蛋黄，吃点儿降脂药。

我改善血脂结构的成果如下（单位：mmol/L）：

时间 指标	2008 年 2 次测量平均值	2009 年 8 次测量平均值
甘油三酯	1.69	1.0
高密度脂蛋白胆固醇	0.82	0.99
低密度脂蛋白胆固醇	2.69	1.55

我仅用一年时间，就把狭窄 80％ 的冠状动脉血管改善为狭窄

45％,其中最重要的经验就是改善血脂结构。

实践表明,我终于找到了疏通血管的方法。可以说,这一切都归功于西医知识让我开了窍。

通过以上学习西医的知识和治疗冠心病的实践,促使我进一步反思。过去,我常听人说"西医擅长治疗疾病,而不注重预防疾病"。如今,我深刻认识到,西医的这些知识都非常重要。如果我们主动去学习,真正掌握了这些知识,并努力运用于实践,那么,毋庸置疑,不仅会有助于我们治疗疾病,同样也有助于我们预防疾病。

这样看来,我们每一个人在防治疾病、养生保健过程中,最重要的问题还是能否充分发挥个人的主体作用,能否在平时主动学习防治疾病的知识。其实,西医的这些知识我们普通群众更容易理解和接受,只是我们不要有依赖思想,完全指望医生来为我们讲解,这显然是不现实的。我们必须要明白,只有自己才是健康的第一责任人。

血管疾病风险大如天，防范须谨慎

患了心脑血管病后，首要的任务是预防心脑血管疾病突发，即预防可能发生的心肌梗死或脑梗死。

在心脑血管未完全堵塞时，一般不会突发心脑血管疾病。但若遇到某些情况，心脑血管就可能完全堵塞，从而突发心脑血管疾病，并可置人于死地。

那么，在哪些情况下，心脑血管会发生完全堵塞呢？

医学常识和无数案例表明：

在受凉、劳累时，血管会收缩；在激动、发怒时，血管会痉挛。这些都可能导致本已狭窄的血管完全堵塞。

在受热、睡觉时，由于大量出汗或水分大量流失，从而造成血管收缩，也可能导致血管完全堵塞。

喝酒、激动、发怒、排便屏气和剧烈运动，都会使血压骤升，就有可能造成冠状动脉粥样硬化斑块破裂，从而激活血小板集聚形成血栓，导致心脑血管完全堵塞，在医学上称为"栓塞"。可能会造成两种结果：一是因破裂脱落的斑块、房颤等心脏病和血液病形成的栓子随血液流动，堵塞较细的脑血管；二是血压升高形成强大的压强冲破血管后溢出血液，从而导致脑血管完全堵塞。

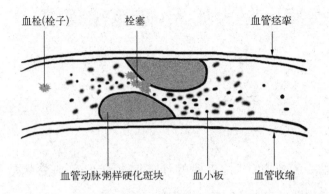

心血管一旦全堵塞,心肌细胞得不到氧气供应,就会发生心肌梗死,简称"心梗";脑血管一旦全堵塞,脑组织细胞得不到氧气供应,就会发生脑梗死,简称"脑梗"。

心肌梗死通常都是缺血型的。脑梗死主要有缺血型和出血型两种类型,大多数属于缺血型,而脑出血属于出血型。

由此可知,动脉粥样硬化就像埋在心脑血管里的"定时炸弹",其风险大如天,随时都有可能爆炸,并置人于死地。

这绝不是危言耸听!

2013 年,中央电视台曾报道:一位女子与门卫发生口角,她骂门卫是看门狗,气得 63 岁的门卫当场心肌梗死身亡。2017 年,中央电视台曾报道:一个年轻人劝一个老年人不要在电梯里吸烟,结果两人发生争辩,老年人当场心肌梗死去世。这些悲剧皆因发怒造成冠状动脉血管痉挛,导致血管全堵塞,遂引爆血管里的"定时炸弹"。

我有一位战友,60 多岁,初冬的一天突然中风住进医院,经服药、挂水等治疗,病情有所好转就出院了。家人帮他办好出院手续后让他再洗个澡,然而没想到的是,他刚洗完澡走出住院大楼,突然感到剧烈头痛,话都说不清楚了。家人马上意识到他又中风了,赶紧把他送到急诊室，经过抢救虽然生命无大碍，但从此说话就总是含混不清，好像口中含了个东西似的。这就是因为洗澡后没戴帽子，突然受风寒引起脑血管收缩，导致原本已狭窄的脑血管完全堵塞，造成脑语言功能区细胞缺氧死亡而产生的恶果。

如此看来，我们可以这样理解，没有脂肪胆固醇，就不会形成动脉粥样硬化；没有动脉粥样硬化，就不会埋下危险的定时炸弹；没有那些突发的致命因素引爆这颗定时炸弹，就不会发生心脑血管疾病突发事件。

请一定要明白，健康的年轻人通常不怕受凉、受热、劳累、发怒、激动、排便屏气和剧烈运动等风险因素。因为他们没有动脉粥样硬化这颗危险的定时炸弹，他们的心脑血管是畅通的并具有良好的弹性，能够抵御血管的痉挛和收缩，所以不会突发严重的心脑血管疾病。

请一定要懂得，中老年人尤其是患动脉粥样硬化的人，以及患有代谢综合征的人，都应该认真学习相关的医学常识，深刻地认识到心脑血管疾病的风险大如天，必须谨慎防范，这样才能维护好自己的生命安全。

请一定要记住，预防心脑血管疾病导致的猝死，务必要避开其诱因，例如过度疲劳、情绪激动、压力过大、剧烈运动、用力屏气、酗酒、过度饱餐、受凉与喝冷饮等。

当然，以上所有这些防范措施都不可能从根本上解决问题，因为产生风险的主要根源是动脉粥样硬化，由于它的存在造成了血管狭窄或堵塞，只有把它缩小或消除，我们才能完全解除警报，放心地睡个好觉。

先进设备有助于准确诊断

随着科学技术快速发展,西医对心脑血管疾病检查诊断的设备和技术也在不断更新。现代中医也常把西医先进设备和技术检查诊断的结果,作为疾病诊断和治疗的依据。下面,介绍常见的心脑血管疾病的检查诊断方法。

冠心病检查诊断的 7 种方法

1. 心电图。

心电图对心绞痛和心肌缺血的诊断,有一定的参考价值;对心律失常和传导阻滞的诊断,有较好的参考价值;对急性心肌梗死的检查诊断,比较实用可靠。但在多数情况下,仅靠心电图检查并不能对心脏功能做出全面准确的判断,尤其是对心肌损伤和心血管堵塞程度等,很难获得准确的诊断结果。

2. 24 小时动态心电图。

24 小时动态心电图检查,其方法比较简单,被查者肩背一个小盒子,胸部粘贴若干电极片,24 小时后即可出具检查诊断结果。能够检测各类心律失常和心肌缺血状况。对冠心病的早期诊断,有较好的参考价值。

3. 多普勒彩超。

比普通超声波检查更为准确，能够探测血液流动的相关信息，彩色图像也较为清晰，对诊断左、右心室功能以及早期心力衰竭，均有较好的参考价值。

4. 心电图平板运动实验。

被查者带着心电监护仪，开始在跑步机上行走，而后逐步加快速度变成跑步运动，记录此过程中的心电图变化情况，检查身体在运动负荷时有无心肌缺血症状。这种方法对冠心病的诊断有一定的参考价值。

5. 放射性核素显像。

受检者需口服牛奶和煎鸡蛋作为标记物，然后注射放射性药物，再进行平板运动试验，而后运用探测仪器和计算机追踪分析放射性药物在体内的变化情况。

6. 双源 CT。

"CT"是电子计算机 X 射线断层扫描技术的英文简称。双源 CT 是以两个不同能量 X 射线和两个探测器对人体组织进行断层扫描，比普通 CT 速度和精度均高一倍，受检者接受的 X 射线也大幅减少。因其透视成像效果好，所以可对血管、肿瘤和骨骼等病变部位做出较准确的检查诊断。对冠心病诊断有较好的参考价值。

7. 冠状动脉造影（DSA）。

医生将专用导管穿刺进入受检者大腿根部股动脉或右手腕处桡动脉，再将导管推至冠状动脉开口处，而后将造影剂注入冠状动脉血管，便能在显示屏上清晰看到冠状动脉主干及分支血流状况，即可对冠状动脉粥样硬化病变以及血管堵塞情况做出准确判断，包括血管堵塞的位置、狭窄程度和范围大小等。目前，冠脉造影是唯一能直接观察冠状动脉血管及血流状况的方法，在冠心病的诊断上具有最高的权威性，被业界称为"金标准"。

我经历了前面 6 种检查方法后，并没有获得明确的诊断结果，心绞痛仍在不断发生。无奈之下，2008 年 2 月我第 4 次住院时，接受了冠状动脉造影检查，当场就确诊为冠心病，右冠状动脉开口处堵塞，狭窄程度达到 80％。我的实践结果表明，前面 6 种检查方法只能作为参考，唯有冠状动脉造影（DSA）才能对冠心病做出准确的诊断，其他任何方法都不能取代它。

脑血管疾病检查诊断的 5 种方法

1. 心脏彩超和动态心电图。

如果心脏或颈动脉里面有血栓或斑块等杂质，就可能顺着血流到了脑部堵塞脑血管，有可能发生脑梗死，因此有必要利用彩超和动态心电图先对心脏和颈动脉实施检查。

2. 颈动脉和椎动脉彩超。

颈部通往脑部的血管有 2 条颈动脉和 2 条椎动脉，任何一条发生狭窄或闭塞，都可能引发脑梗死，因此有必要利用彩超对颈部的 4 条动脉血管实施检查。

3. 经颅多普勒。

是用超声多普勒效应检查颅内脑底主要动脉的血流情况。可对脑动脉硬化、脑供血不足、脑动脉狭窄、脑血管痉挛、脑血管意外、椎动脉系统、椎动脉型颈椎病、脑血管动静脉瘤、蛛网膜下腔出血等疾病做出检查诊断。

4. CTA（CT 血管造影检查）和 MRA（核磁共振显像检查）。

这两种方法都是检查脑血管的方法，CTA 比 MRA 分辨率高。利用 CT 机做 CTA 检查时需注射造影剂，对脑血管出血诊断较为准确。利用核磁共振机做 MRA 检查时不需要注射造影剂，对脑血管缺血诊断较为准确。

5. 脑动脉（DSA）造影检查。

与冠状动脉造影检查原理相同。通过股动脉导管穿刺打造影剂，将脑动脉血管放大显影，利用仪器和显示屏，能够对脑动脉血管的病变部位和狭窄程度以及动脉瘤做出准确诊断，被业界称为诊断脑血管病的"金标准"。

综上所述，由于心脑血管病的病灶，即动脉粥样硬化的状况，具有高度的隐蔽性和复杂性，因此，在医学上相应的检查设备及方法也是多种多样的。

用什么设备及方法检查,患者应听从医生建议。但由于各种检查设备及方法,都有其重要的参考价值,同时也各有其局限性,所以,患者也应主动学习和了解这些设备及方法,这对决定选择什么设备和方法检查疾病,具有积极的帮助作用。

但我总觉得,相对于多数检查设备及方法来说,患者自己的感觉和症状可能更为重要。这就需要我们学习和掌握更多的医学常识,例如心脑血管疾病患者的自我感觉、心脑血管疾病患者的各种症状、心脑血管疾病的早期信号、心肌梗死和脑梗死的预警信号等。如果掌握了这些知识,就能为协助医生检查确诊自己的疾病提供重要的依据,也能凭借自我感觉做到心中有数。

随着科学技术的不断进步,未来会有更多的先进设备和先进技术及方法应用于临床。例如有关媒体披露,新的"数位技术"已开始在发达国家试行,医生利用该项新技术能够在屏幕上看透患者身体的每一个部位。如果这项技术成熟后,X光、CT扫描和核磁共振等技术都将可能被取代。

支架和搭桥能够"立竿见影"

西医治疗冠心病的方法主要有三种：一是服用药物，二是支架手术，三是搭桥手术。若服用药物能获得治疗效果，就不需要做手术。但在紧急情况下，例如已经出现心肌梗死症状或有巨大风险时，就应听从医生建议，选择支架手术或搭桥手术，这样才能收到立竿见影、起死回生的效果。

支架手术

心脏血管支架手术，属于心内科手术。医生为患者做冠状动脉造影检查时，若确诊冠状动脉血管狭窄程度超过 70%，就会建议患者做支架手术。实施支架手术时，医生把折叠的网状金属支架放入专用导管，顺冠状动脉血管推至血管狭窄部位；再向支架内的球囊加压，球囊就会像膨胀的气球一样将折叠的网状支架撑开，支架即把原狭窄的血管扩张开来；而后再将球囊减压从导管退出，从而使冠状动脉血管里的血流畅通无阻。

支架手术是微创手术，能够迅速恢复和改善患者的心肌供血，对缓解急性发作的严重心绞痛和抢救心肌梗死患者，具有立竿见影、起死回生的效果。

如图：

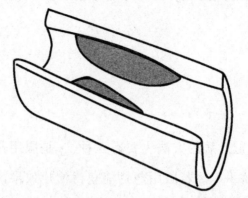

冠状动脉上的"斑块"造成血管狭窄，导致心肌缺血

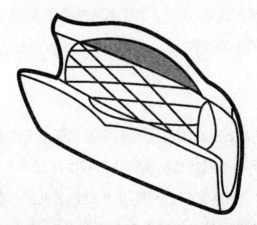

安装支架后，支架像一把"小伞"将血管撑开，使血液顺畅流动

做支架手术后的患者，日常生活不会受影响，但需长时间服用药物辅助治疗，并且不能保证其他部位的血管不再发生因动脉粥样硬化造成的血管堵塞。需要指出的是，支架手术也适用于部分脑血管疾病患者。2008 年 2 月，我做冠脉造影检查时，被确诊为右冠状动脉血管开口处狭窄 80%，但我当场拒绝了支架治疗，应该说这是一次很大的冒险行为，我之所以拒绝支架治疗，有当时有具体原因，不希望读者盲目地向我学习。

搭桥手术

心脏搭桥手术,属于心外科手术。通常严重的冠状动脉粥样硬化,造成大段的血管狭窄和堵塞,此时则不适宜做支架手术,而可以选择做心脏搭桥手术,一般需要通过开胸手术进行。先从患者胳膊或腿上截取一段血管,用它取代心脏已经梗阻坏死的那一段冠状动脉血管,从而为心肌供血充当生命之桥。

如图:

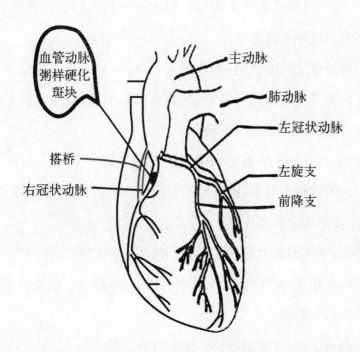

据有关媒体披露,有的发达国家创研出"综合消融术",其中包含药物消融、热消融和激光消融等技术,能够一次性地将血管淤堵清除干净。待这些技术成功普及之时,也就是支架和搭桥完成历史使命退出历史舞台之日。

中医的最大特色是什么？

几乎所有人都知道，中医博大精深，既是中国几千年文化传承的瑰宝，也是最具代表性的国粹。但中医的最大特色究竟是什么，绝大多数人就说不清楚了。

唯物辩证法告诉我们，要认识一个事物，就必须认识这个事物区别于同类其他事物的特殊点，即指其独具的特色，这样我们才能看清这个事物的本质及内在联系。

那么，与其他医学相比，中医有什么特色呢？

中医的特色有很多，最容易让人们想到的就是针灸、推拿、拔火罐、穴位按摩和中草药等。

其实，中医的最大特色是"辨证论治"，也称"辨证施治"。它是贯穿于中医检查、诊断、治疗疾病全过程的思维方法，也是区别于其他医学的最大的特色。

所谓辨证论治，包括辨证和论治两个过程。

在辨证过程中，运用望闻问切等检查方法，再经过八钢（阴、阳、表、里、寒、热、虚、实）辨证分析，判断疾病的证是什么。中医把这个过程也称为分型辨证。中医所说的证，就是对疾病发展过程中的病理概括。假如把疾病比喻为罪犯，证就相当于犯罪的动机和证据，只有抓住这个动机和证据，我们才能确定其犯罪性质，也才能依据法律和证据为罪犯定罪量刑。

在论治过程中，根据患者疾病不同证型，有的放矢地对症下药，通过调理整个身体以达到治疗疾病的目的。

中央电视台《中华医药》栏目曾介绍了一个案例，可以帮助我们理解中医的辨证论治。

天津市一位 60 多岁的女患者，她患有肺小细胞瘤，这是一种危险性极高的癌症，按照西医的治疗方案，需要进行手术将肿瘤切除。但是，由于这个肿瘤非常靠近心脏，西医就只能利用先进的伽马刀技术，切除了肿瘤的 90%，很无奈地留下了肿瘤的 10%。这时，所有的人都认为，留下的那很小的一部分肿瘤可能还会再长大。为此，有人建议她去看中医，于是她看了中医并按照中医的方法开始了吃中药，并从饮食上进行调养。没想到 3 个月以后，她再去医院复查时发现，那 10% 的肿瘤不仅没有长大，反而还缩小了，并且她过去的怕冷、乏力以及手脚冰凉等不适的感觉也都全部消失了，她的精神状况和体力也都比以前有了很大的改观。那么，为什么中医的方法能获得这么好的治疗效果呢？

中医认为，癌症是一种全身的慢性疾病，而恶性肿瘤只是全身性病变的局部表现。主治医师在介绍治疗该病的思路时说，经过分型辨证，发现患者是寒湿体质，而寒湿体质正是肿瘤细胞生长的有利环境，如果能够改变患者的寒湿体质，就等于铲除了肿瘤细胞生长的土壤，肿瘤就不会再长大，反而会缩小。因此，中医就采用服中药和食疗等方法，努力把患者的寒湿体质向热的方面调整，最终获得了预期的治病效果。

在这个病例的治疗过程中，我们可以清楚地看到，西医注重的是治病,而中医注重的是治证。正因为如此,才会有人说:"中医是治证不治病。"

周恩来总理的保健医生蒲辅周曾经说过:"辨证论治的真谛是'一人一方'。"如何理解这句话呢?

举例来说,中医认为高血糖是由"肝郁""脾虚"等引发的,即使病症相同,但还须对每一位患者分型辨证,即辨明患者引发"肝郁"的原因,究竟是"湿郁""气郁""热郁"中的哪种类型,还要考虑患者个人身体特征等。只有经过分型辨证,才能为患者量身定制个性化治疗方案,才能精准地对症下药,这就是辨证论治的真谛。

可见,辨证论治是中医诊治疾病的一种独特的思维方法,它既是中医的最大特色,也是中医的灵魂,更是中医发展能够经久不衰的重要原因。

中医靠什么调理？

看病时我们常听中医说："给你开点儿中药调理一下吧。"中医所说的调理是什么意思呢？

中医认为，人若处在生病或亚健康状态时，身体就会发生某些偏失，出现异常症状及感觉，一旦纠正身体的偏失，就能消除异常症状及感觉，从而治愈疾病恢复健康。纠正身体的偏失，就是中医所说的调理。

可是，中医又靠什么调理呢？

黄帝内经说："谨察阴阳所在而调之，以平为期。"从这句经典名言中，可以看出中医检查诊断和调理治病，靠的就是阴阳平衡的理论及方法。在长期探索中，中医形成了独树一帜的阴阳学说，它既是中医的基础理论，也是中医的一大特色。

中医的阴阳学说认为，人体是由阴阳二气所构成的，阴阳二气平衡，人体才会呈现健康状态；阴阳二气不平衡，人体就会出现亚健康或患病状态。那么，中医所说的阴和阳又分别代表什么呢？

阳代表的是身体或脏器的功能性

功能性的范畴包括：血液循环功能、肺呼吸功能、心脏搏动功能、肠胃消化吸收功能、泌尿生殖功能、肝肾排毒功能、内分泌功能和免疫功能等。

中医认为,人体的功能下降或偏低了即为阳虚。阳虚的主要症状是:浑身怕冷,手脚冰凉,容易感冒,舌淡苔白,怕吃凉食,小便清长,经常拉稀,腰膝酸软,眼花耳鸣,浑身乏力和免疫功能低下等。

阳虚的主要原因有:年老体衰,长期生病,缺乏锻炼,情绪郁闷和饮食不节等。

阴代表的是身体或脏器的物质性

物质性的范畴包括:人体水液即体液,中医称津液或阴液,例如眼泪、鼻涕、唾液、胃液、肠液、血液、关节液、淋巴液、男人的精液和女人的经血等。

中医认为,人体物质性津液偏少或亏损了即为阴虚。阴虚的主要症状是:身体怕热,手脚心发热,咽干舌燥,舌尖发红,五心烦躁,喜吃凉食,大便干燥,小便发黄,容易发火和抵抗疾病能力下降等。

阴虚的主要原因有:作息不当,营养不良,经常熬夜,过度疲劳和身体透支等。

中医认为,气属阳,气虚即为阳虚;血属阴,血虚即为阴虚。通常阳虚的人怕冷,阴虚的人怕热,气虚的人怕累,血虚的人怕躁。

在阴阳学说指导下,中医利用中草药特有的偏性,调理人体的偏性,也就是我们常说的药补。

调理身体及脏器达到阴阳平衡、阴平阳秘,按现代的话说,就是达到身体的功能性与物质性平衡,这也是中医诊断、调理和治病的总纲。

由此可见,中医调理主要靠的是"阴阳学说"。

中医靠什么治病？

在医院里或电视上，我们经常听到老中医在开药方时讲"五脏同调"，这又是什么意思呢？

中国古代哲学认为，世界物质运动形式可分为五大类，即：木、火、土、金、水。它们都有各自的特性，它们之间也有相互依存和相互影响的关系。

中医吸收了古代哲学的唯物辩证思想，根据人体的肝、心、脾、肺、肾五个脏器的特性，把它们分别归属于木、火、土、金、水的类别，并认为它们都有各自的特性，它们之间也有相互依存和相互影响的关系。

中医还把胆、小肠、胃、大肠、膀胱以及其他一些部位，也分别划归于木、火、土、金、水的类别。

经过长期探索，古代中医利用人体各脏器的特性，以及它们之间相互依存和相互影响的相生相克的关系防治疾病，最终建立起"五行学说"，为中医基础理论增添了一块重要基石，也成就了中医的又一大特色。

中医的五行学说认为，人体是一个有机的整体，其中任何脏器的生理活动都不是孤立的，而是互相关联的。各脏器都依赖其他脏器的滋养和促进，这就是相生的关系；如果一个脏器功能受损或患病，与之相关联的脏器也会受到影响，甚至引发疾病，这就是相克的关系。

五脏相生的关系具体表现在：肝脏好可促进心脏好；心脏好可促进脾脏好；脾脏好可促进肺脏好；肺脏好可促进肾脏好；肾脏好可促进肝脏好。

五脏相克的关系具体表现在：肺的清肃下降，可抑制肝阳的上亢；肝的条达，可疏泄脾的壅滞；脾的运化，可防止肾水的泛滥；肾阳的上济，可制约心阳亢裂；心的阳热，可制约肺的清肃太过。

五脏相生相克的关系示意图：

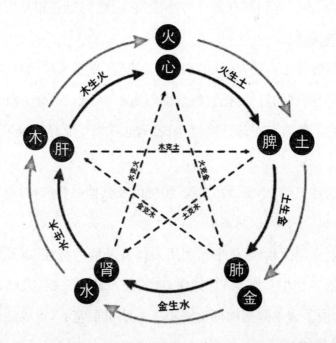

老中医在诊断治疗疾病时，通常不仅关注患病脏器本身，还关注可能引发患病脏器生病的其他脏器，以及可能促进患病脏器功能改善的其他脏器。

例如在一次看病时，一位老中医仔细询问我患重度脂肪肝和肾结石、肾囊肿等疾病的情况。当我问他这些疾病对我的冠心病有何影响时，他说，中医的五行学说认为，人体内的脏器是有机联系和互相影响的，任何脏器的损伤或患病都可能引发心脑血管疾病，只有通过分型辨证找到患病的根源，才能达到标本兼治。

下面，再举几个例子说明，可结合上页示意图理解。

中医利用五脏相生关系治病的例子。

例1：中医治疗肾病时，注重补益肺气。因为肺属金，肾属水，五行之中金生水，肺脏好即可促进肾脏好。

例2：中医治疗肝病时，注重滋养肾阴。因为肾属水，肝属木，五行之中水生木，肾脏好即可促进肝脏好。

中医利用五脏相克关系治病的例子。

例1：中医治疗脾虚引起的浮肿之症时，注重温肾健脾，以温肾为主兼顾健脾，认为脾的运化可防止肾水泛滥造成浮肿，因为脾属土，肾属水，五行之中土克水。

例2：中医治疗心火偏旺、肾阴不足之症时，注重泻心火补肾水，认为肾阳的上济，可制约心阳亢烈，因为肾属水，心属火，五行之中水克火。

许多有经验的老中医，在医治一些疾病时常会有神来之笔，通过五脏同调的方法，医治那些看似难治的疑难杂症，能够达到意想不到的效果，正是因为他们善于运用五行学说的理论及方法，并具有丰富的实践经验。

五行学说起源于阴阳学说，是阴阳学说的补充、完善和延展，所以，中医通常把它们并称为阴阳五行学说。

在诊疗疾病时，中医靠阴阳五行学说探讨人的整体及各系统的关系，再运用中药、针灸、按摩和心理调节等方法，把身体和心理调整到阴阳平衡的最佳状态，从而达到治病的目的。

也可以说，中医调理和治病主要靠的是阴阳五行学说。

中医理论博大精深，源远流长，充满了辩证思维，而阴阳五行学说正是中医理论的精髓部分。

我们普通群众学习中医的五行学说，最重要的是从思想和方法上理解其中要义，从而在防病治病、养生保健的过程中，确立整体的观念和系统的思想。

神奇的中医穴位按摩法

针灸、按摩、拔火罐、刮痧、推拿和中草药等治病方法,都是中医的独门绝技,其共同的理论基础是中医的经络学说。当然,这也是中医的一大特色。

中医的经络学说认为,经络是人体各组织器官间的联络及气血运行所循行的路径。人体经络系统包括经脉和络脉,经脉是路径,络脉是网络,它们构成人体完整的经络系统。经络有运行气血、调节阴阳、联系内部组织和抵御外邪侵入等生理功能。

但是,也有一些人认为,中医所说的经络、穴位和气是看不见、摸不着、说不清、道不明的东西,缺乏严谨的科学证据,因此中医不能称为真正的自然科学。

我觉得,我们普通群众没有必要去参与这种争论,而应当注重如何去学习和利用中医的知识和方法防治疾病。谁都不能否认,中医许多防治疾病的方法简单易行,效果很好。

下面,我讲两个自己亲历的小故事。

2014 年夏季的一天下午,我去乘地铁,下台阶时看到迎面上来一位老太太,她走了四五节台阶后就停在那里,脸色煞白,右手扶着栏杆,左手捂着胸口,头上直冒虚汗。我很快意识到老人家可能是心绞痛发作,连忙走到她面前说:"老大姐,你是不是心脏不舒服?"

她点了点头，我接着说，"我不是医生，但能帮你按摩手腕上的穴位缓解一下，你看好吗？"她又点了点头，于是我立即用左手托起她的左手腕，用右手食指弯曲后形成的突出部位，用力地按压她的内关穴，边按边问："酸胀吗？好点儿了吗？"她站在那里不停地点头，就这样按了不到 2 分钟，只见她紧皱的眉头逐渐舒展开了。她对我说："谢谢你呀，现在轻松多了能走了，你可真是活菩萨啊！"我连忙说："不用谢，你慢点儿走啊。"她说话间已开始顺着台阶向上攀登，看着她一口气登到顶，大约上了 40 多个台阶，我也就放心了，这时只见她转过身来，站在那里双手合十，对着我又喊了一声："谢谢你啦，你是活菩萨！"我真有点儿不好意思了，也笑着向她挥了挥手，心里却想我是什么活菩萨呀，如果按摩不行的话，我都随时准备向 120 求救了。

之后，每当我再想起这个事，都觉得挺有意思，实际上我不过是略施小技罢了，如果这也能称为活菩萨的话，那岂不是人人都能成为活菩萨了吗？

我还记得 2015 年秋季的一天傍晚，我在马路边散步，看到前面不远处蹲着一位妇女和一个小姑娘，看样子小姑娘只有 12 岁左右，她扶着左脚踝，一副很痛苦的样子，这时我从她们身边走了过去，心想她一会儿可能就会好的。但我走过去几十米再回头一望，她们仍然蹲在那里，小姑娘已痛得哭了起来，这时我忽然想起用"第二掌骨按揉法"，也许能够帮助她们救急。于是我又快步走了回去，对那位妇女说，"你是她的妈妈吧，这孩子是不是脚崴了？"她连忙回答："是啊，她疼得一步都走不了啦，这可怎么办啊！"我对她说："你先别急，我虽不是医生，但可帮她按摩缓解一下，你看行吗？"她无奈之下只好答应了，于是我用左手托起小姑娘的左手，找到她手背上第二掌骨桡侧面的"足穴"反射区，然后用右手食指关节弯曲后形成的突出部位从侧面用力点按，再用大拇指用力按揉，不到2分钟小姑娘就感到脚踝疼痛明显减轻了。她尝试了一下，竟能站起来走路了，小姑娘和她妈妈都喜出望外。她妈妈对我说："谢谢你啦，还真神了，你是医生吗？"我对她说："我不是医生，这种方法是自学的，你们慢慢走吧，必要时还应再去医院看看。"她们再次道谢后，高兴地手挽着手远去了。

你看，中医的穴位按摩多么神奇，又多么简单。实际上这样的经历还有好几次，我都从中切实体验到了中医的穴位按摩方法确实简便易行、效果神奇。

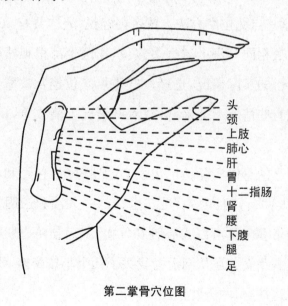

头颈
上肢
肺心
肝胃
十二指肠
肾腰
下腹
腿足

第二掌骨穴位图

下面介绍第二掌骨按摩法。

如上页图所示:第二掌骨桡侧面从掌骨头后凹陷处开始一直到掌骨基底部,自上而下依次分布着12个穴位反射区,每一个穴位都能反映该穴位所处部位脏器的健康信息,例如腰穴能够反映腰、小肠、大肠的脏器的健康信息等。按摩这些穴位时,用力的方向应与手背的平面形成45°夹角。点按和按摩这些穴位,对缓解身体各部位的疼痛有一定的效果,尤其是按摩头穴、足穴的效果更明显。

实事求是地说,我并不相信中医的按摩能治愈所有疾病。但我们不应因此就全盘否定中医的按摩方法,也更不应全盘否定整个中医。恰恰相反,我认为每一位注重养生的人,都应了解一些有关穴位的知识,学一点儿按摩方法。黄帝内经说"人体共有365个气穴,与1年的天数相同",身上这么多穴位,连医生都很难熟记,但我们可以针对自己的实际情况,选择一些重点穴位经常按摩。我相信,中医按摩在有些情况下能治病,在有些情况下能救急,在有些情况下能保健。

我从自己的身体实际情况出发,经常按摩心包经和心经,重点按摩膻中、太冲、行间、内关、足三里、合谷、太溪和三阴交等穴位。按摩这些经络和穴位可以为心脏补气血,从而预防心肌梗死,并能够稳定血压。我女儿还从网上为我买了几个小按摩棒,我经常在晚上边看电视边按摩,两不耽误。

中草药的独特魅力

中药通常是由植物性、动物性和矿物性等天然药物组成,因为其中大多数为植物性药物,所以中药也被称为中草药。中草药是中医治疗疾病使用的独特药物,也是中医学区别于其他医学的重要标志,更是中医的一大特色。

谈到中草药时,很多人都会想起"神农尝百草"的古代历史神话传说。在漫长的历史演变中,中国古代无数的神农型人物前赴后继,不断探索,逐渐积累了丰富的药物知识。《神农本草经》就是最早总结记录这些知识的书籍,也是最早的中药学经典之作,后世不断涌现的众多本草著作,无不以此为宗。

最具代表性的集大成者,无疑是我国明朝伟大的医药学家李时珍编著的《本草纲目》。为了修改古代医书的错误,李时珍用毕生精力亲自实践,广收博采,历时 27 年,对我国古代本草学进行全面整理和总结,终于编著成 190 万字的医药学巨著《本草纲目》。书中记载了 1 892 种植物性、动物性和矿物性药物,收集了 11 096 个药方,成为我国医药宝库中最璀璨的一颗明珠;对世界自然科学做出了举世公认的卓越贡献,在国际上被誉为东方药物巨典。

在世界医药科学漫长的发展过程中,中草药在防治疾病和养生保健的领域里,始终都占有重要的一席之地,并填补了西医药的一些空白。例如,在防治癌症疾病的过程中,中草药就始终发挥着重要的作用。

2018年,中央电视台"中华医药栏目"有一期节目内容是"巧用真菌保健康",邀请中国中医科学院研究员张文彭做嘉宾,他讲了许多中草药的知识,并举出3个防治癌症的成功案例,让我们切实从中领略到中草药的独特魅力。

案例1

济南的李女士,因对甲醛的危害缺乏认识,在未实施通风和其他去除污染措施的情况下搬入新建楼房,仅过了3个月,她就感到全身乏力,上几个台阶都气喘吁吁,去医院做CT检查,发现肺部有1个直径0.5厘米的结节,医生让她继续观察。又过了两个月她再去检查,结果发现新增两个大结节,直径分别为0.7厘米和0.8厘米,在无法确定结节是否为恶性肿瘤的情况下,西医建议让她服消炎药,同时再继续观察。在此期间,她所住的新建楼房的每个单元里,都出现因患呼吸系统疾病去世的女性。为了让自己免遭这种厄运,李女士慕名找到张文彭主任,并开始服中药。吃了8个月中药后,再去做CT检查,结果惊喜地发现那两个大结节不见了,剩下的小结节也仅留下一点儿痕迹。另外可喜的是,她的甲状腺结节和乳房结节也都明显缩小了,身体基本恢复到正常状态,过去全身乏力等不适现象也都消失了。后来她老伴因常喝这个中草药配伍熬制的水,结果也获得了意外惊喜,体检时发现原来的前列腺增生、肥大和甲状腺结节,都有明显改善。

张主任在介绍治病思路时说，肺部结节可能是肺癌先兆，西医通常的治疗方法是，若不能诊断为肿瘤就用抗生素消炎，若确诊或怀疑为恶性肿瘤时就做切除手术，然后再做放疗化疗。实际上，服中药就可以治疗肺部结节，并能够有效降低癌症发病率。张主任按照中医的辨证论治，为李女士开了清热解毒、软坚散结活血、益气健脾补肾的中草药复方。其中最重要的一味药就是桑黄，它属于真菌类的中草药，在宋朝的《太平圣惠方》和明朝的《本草纲目》中，都有用桑黄治疗胸腹腔肿瘤的记载。中医认为，治疗肿瘤疾病应遵循扶正祛邪的原则，而中药配方中用桑黄等真菌类中药材进行配伍，就起到扶正祛邪的作用。张主任还说，有肺部结节和甲状腺结节的患者，到一般的大药房就能买到桑黄，不妨买来后切成小片泡水喝，当然一定要征询中医专家的指导。

案例 2

2016 年 7 月的一天，齐齐哈尔的侯女士，突然感到胃部剧烈疼痛，饭都很难咽下去，还不断吐酸水，自此人很快消瘦下来。家人逼她去医院检查，结果做胃镜发现胃里长有 1 个较大的恶性肿瘤，医生建议她先做化疗，待 4 个疗程结束后，再做肿瘤切除手术。然而，肿瘤切除手术以后是否就能正常生活呢？她想自己才刚满 50 岁，还有许多人生规划未实现，尤其是儿子未结婚，自己还等着抱孙子，如果手术后恢复不好就不能再活蹦乱跳地去滑雪、泡温泉，也不能再像过去那样照顾家人，还可能拖累家人来服侍自己……想到这些她心中油然生出对手术后不能顺利康复的恐惧感，经再三思量，她决定用中医方法治疗。张主任为她进行了辨证论治,开出中草药复方进行调理,同时还开出一个小药包,内含桑黄、赤灵芝、树舌、黄云芝和茯苓5种真菌类中草药,让她将小药包与中药复方一起熬,待服下中药后,再将小药包继续熬水喝,每天只喝这种水。她遵照张主任要求,即便外出也用大保温杯盛满这种水,走到哪里喝到哪里。就这样5个多月过去了,她喝了150包中药,感到自己过去的症状都慢慢地消失了,身体基本恢复到原来的正常状态,再做CT检查时竟发现,胃里的肿瘤已经明显缩小了,自己的身体感觉和精神状态也越来越好,她战胜癌症病魔的信心也大大增强了。

张主任在介绍治病思路时说,桑黄属于真菌类中草药,是一种寄生在树上的瘤,具有抑制肿瘤细胞生长的功效。2 000多年前的中医药典籍中,就有用菌菇治疗癌症的记载。至现代,韩国、日本和俄罗斯等国家,也都十分重视用桑黄、桦褐孔菌等菌菇治疗癌症。现代医学研究发现,桑黄多糖具有抑制肿瘤细胞生长的功效,各类菌菇的多糖成分也都有提高人体免疫功能的作用。所以,西医在肿瘤治疗中,也广泛应用野生香菇的提取物。

案例3

张主任讲述的第3个案例,患者是一位70多岁的老人,西医确诊他患肺癌,为他做手术切除了肺肿瘤,术后不久发现癌细胞转移到肝脏,于是又为他做了第2次手术切除肝转移瘤;结果术后出现了高烧,在持续1个月的时间里,医生用各种方法均未能退烧,患者身体状况越来越差,就劝其家属为他准备后事。患者和家属慕名找到张主任,针对患者的情况,张主任按照中医的辨证论治原则,采用一个大的中药复方,再辅以一个菌类为主的配方。患者在服中药1周后高烧退去了,1个月后身体有明显改善,既能正常吃饭,也能下地活动,还觉得身上有力气了,坚持服中药半年后就完全恢复了健康。再进行复查时发现,这位癌症晚期患者的身体已经没有任何异常了。

张主任在介绍治病思路时说,按照辨证论治的原则,对晚期癌症患者采用大的中药复方,能调理身体机能,提高人体免疫功能。辅以菌类为主的配方,是为了发挥其抑制癌细胞生长的作用,并有降低肿瘤细胞转移的功效,也能减轻放化疗产生的不良影响;对患有肿瘤合并冠心病患者,也有改善心肌缺血的功效,并能降血压和降胆固醇。

综上所述,通过中草药防治癌症的窗口,让我们看到自古至今人类在与癌症病魔斗争中,无论是西医还是中医,都探索了许多方法,并研制了很多药物。这让我们认识到,中草药确实具有不同凡响的独特魅力;也让我们理解了联合国提出的人类最佳饮食结构为"一荤、一素、一菇"的科学道理;更让我们认识了中医"药食同源"的深刻含义。当然,我们对中草药的认识,在这里最多也只能算是"管中窥豹,可见一斑",但就是这"一斑",也足以见得中草药的科学价值和实用价值。

中医与西医的不同之处

无论是中医还是西医，都是为了治疗人类的疾病和伤痛，也都是为了维护人类的健康及生命。但中医与西医也有许多不同之处，下面就列举几个方面。

1. 在检查疾病方面：

中医通过望闻问切、八纲辨证等方法，由外及里透过表象找到患者发病的根源。

西医运用各种科学仪器、先进技术及方法，直接探查患者的病症并确定疾病的原因。

2. 在诊断疾病方面：

中医重视阴阳平衡的问题，首先判明患者是阳虚还是阴虚，即人体或脏器出现的是功能性问题还是物质性问题。实际上这是诊断人体的功能和营养的平衡问题。

西医重视机体组织病变的问题，首先判明患者的病症是人体脏器的功能性问题还是器质性病变的问题。实际上这是诊断人体的疾病性质问题。

3. 在治疗疾病方面：

中医注重从人的整体考虑，强调五脏同调的治疗方法，更多的是以治人为目的，在治病过程中追求标本兼治。

西医注重从疾病角度考虑，强调局部改善的治疗方法，更多的是以治病为目的，在治病过程中追求治标求本。

4. 在认识人体生理功能方面：

中医认为，人体的气、血、津液，是构成人体生理功能的基本物质，是人体各组织器官进行生理活动的物质基础。遍布全身的是经络系统，包括经脉和络脉，具有运行气血、调节阴阳、联系内部组织和抵御外邪等生理功能。

西医认为，人体的各种类型的细胞，是构成人体生理功能的基本物质，是人体各组织器官进行生理活动的物质基础。遍布全身的有血管系统、神经系统、免疫系统和内分泌系统等，各系统和各脏器都有不同的生理功能。

5. 在治疗疾病用药方面：

中医根据患者的不同病症，利用天然的植物性、动物性和矿物性药材，进行不同药性药材的配伍，强调辨证论治，采取对症下药，从而是"一人一方"（这里指的是方药，并非中成药、膏方等）。

西医根据患者所患疾病的种类，利用科学技术制成化学药品，经过大量临床检验，按统一标准治疗。

纵观以上论述，我们发现中医与西医确实有许多不同之处，而这只是其冰山一角，我们还可以举出很多例子。

从本质上讲，中医与西医两者的理论体系是不相同的，中医更多的是运用了中国古代的哲学思想，西医更多的是运用了现代的科学技术。

从总体上说，在与疾病斗争的过程中，中医更善于从宏观角度考虑问题，也更讲究斗争的策略，西医更善于从微观角度考虑问题，也更讲究斗争的战术。

从实际上看，中医与西医的所谓不同之处，并不是绝对的截然不同，中医和西医在很多方面，也在互相学习和相互融合。在中国的土地上，无论是中医还是西医，都是中国医学整体中不可缺少的组成部分。

从以上这些角度上讲，中西医结合才能够更好地发挥各自的长处，实现完美的优势互补。

我认为，学习中医的基本知识，对普通群众来说非常重要，既有助于理解中医文化的博大精深，也有助于鉴赏中医特色的丰富多彩，更有助于利用中医智慧防治疾病和养生保健。

在前面，我谈了学习中医基本知识的体会，这些基本知识都源于中医学理论体系，包括阴阳学说、五行学说、经络学说等内容。除此之外，中医还有天人合一学说、脏象学说，气、血、津液的概念和精气神的理论，以及患病机理、诊断理论和治疗方法等，这些内容丰富庞杂，专业性强，未经长期学习很难全面掌握。但这并不妨碍我们学习中医的基本知识，了解中医药的特点，并用其指导自己的防病治病、养生保健。

应该说，中西医并重是我国医疗卫生体系的最大特色，也是我国广大人民群众健康幸福的重要保障。

任何人都不能保证自己一辈子不生病，一旦生病了，中医和西医的这些基本医学常识就一定能派上用场，有助于我们做一个聪明的患者，从而以最小的代价战胜疾病，赢得属于自己的健康。

第三章
看病的智慧你有多少？

    在看病时，患者都希望遇到好医生，能对自己认真检查、准确诊断和正确治疗。现实中的确有很多好医生，然而，如何找到一位适合自己的好医生也是有门道的。

    那么，怎样才能找到好医生呢？对患者来说，通常情况下能把病治好就是判断好医生的重要标准。可以肯定地讲，聪明的病人，找到好医生的可能性会大很多；有知识和主见的患者，找到好的治病方法会少走弯路，在病危关键时刻能挽救自己的性命。

选对科室是第一步

初诊时如果选错科室，那么再好的医生也治不了你的病。我就吃过这样的苦头，有一次看病时选错科室，结果多花了钱不说，还错过了最佳治疗时机。

那是在 2017 年的春季，一天傍晚因走路时间过长，我出了很多汗，不当心有点儿受凉，第二天开始拉肚子并伴有左下腹疼痛，我吃了 3 片黄连素后大便正常了，但左下腹疼痛却加重了。

我心想，这可能是胃肠功能失调引起的，于是就在离家不远的社区医院，挂了一家大医院定期派到这里巡诊的消化科专家的门诊号，想请中医调理一下。

这位专家的态度挺好，她为我把了脉又询问了病情，然后开了中药，让我先服用一个疗程 7 天，可是等药服用完了，疼痛并没有减轻，还常在夜间痛醒。

我第二次挂了这位专家的号，她认为我的病痛可能不是胃的问题，而是肠子的问题。因为痛点靠近结肠位置，于是医生就让我做了肠镜检查，结果除了发现两颗绿豆大的息肉以外，并没有发现其他任何问题。

疼痛还在持续，原因仍未查明。无奈我第三次挂了这位专家的号，她又让我做了 B 超检查，结果也没有发现任何问题。她决心要查个水落石出，就让我再做加强型全腹部CT检查，结果显示无任何异常。

就这样，半个多月过去了，我左下腹疼痛一直未减轻，左侧腰部还出现了许多小红包，有的已溃破并有一些刺痛感，最痛的地方还隆起一个拳头大的包。

看到这里，有些读者可能已知道我患什么病了，对了，我患的是带状疱疹，这也是我的一位朋友的判断。他并非医生，但他也患过这种病，看了我的皮肤后，他让我赶快去看皮肤科，这时我才恍然大悟，知道自己初诊选错了科室，已经走了许多弯路。

我赶紧挂皮肤科普通门诊号，医生只看了一眼就笃定地说是带状疱疹，并为我开了药，还问我为啥不早点儿来看，我真有点儿哑巴吃黄连的感觉，这能怪谁呢？

后来我想了一下，主要还是怪自己，我挂了消化科专家号，医生的惯性思维认定我来看胃肠疾病，而我对病情的描述又恰好符合胃肠疾病的特征，因此为我开点儿中药调理一下，也是情有可原的。过了几天腰上出现许多小红包并伴有刺痛时，我自认为这是皮肤问题，与腹痛没有关系，就没有向医生报告，所以影响了医生的正确诊断，这就是我的最大教训。

它让我懂得了，无论看什么病，都要及时把自己身体发生的各种异常情况告诉医生，这样才能配合和协助医生做出正确诊断；它也让我认识到，尽管医生有丰富的临床经验，但从我这个病例看，医生要为患者准确辨证诊断，还需要对患者的情况有一个清晰的把握，这一点我们心中应当有数。

那么，医生有没有责任呢？我想，医生的责任就在于几次检查中没有坚持仔细望闻问切，也没搞清楚痛点确切位置并不在胃肠结合部，就一股脑地选用各种高科技检查方法，这是不是有一点儿过度检查和草率诊断的嫌疑呢？还是吃一堑长一智吧。

　　这件事也让我联想到，我们每一个人要增长看病的智慧，就必须善于总结经验和吸取教训。所谓智慧，其实就是对某种事物的正确理解和快速处理的能力。从这个意义上讲，智慧包含了知识和能力，是知识和能力的有机结合，而智慧并非可望而不可及，任何人发挥主观能动性，通过后天努力学习、实践和总结，都可以逐步提高智慧层次。

选对医生才是关键

带状疱疹是一种什么病？我上网查询后终于弄明白了,它是由水痘——带状疱疹病毒引起的急性感染性皮肤病。没有免疫力的儿童感染病毒后会出水痘,而很多人感染后暂无症状,病毒会长期潜伏在脊髓神经部位。当人体免疫力下降或再受到感染时,病毒就会大量繁殖,并沿神经纤维发展至皮肤表面,受到病毒侵害后,神经和皮肤会出现炎症并感到剧烈疼痛。随着年龄增长,带状疱疹发病率会增大,神经疼痛也会更重。

虽然我的病已经被确诊并开始服药,但是看病的故事并未结束。在前面我提到,我左下腹最痛的地方有一个拳头大的包,肚子上平白无故长这么一个大包,究竟是怎么一回事儿? B 超、肠镜和CT 都查了,却得不到合理的解释,为此我专门向撰写 CT 检查报告的医生咨询。他肉眼也看到我左下腹有一个大包,但从 CT 片子上看却无异常,他也给不出解释。我仍不甘心,因为这个包还在长大,于是我又挂了这家医院皮肤科的专家号。

见到这位专家时,我把病历和 B 超、CT、肠镜的检查报告呈给他看,并向他表明我只想弄清楚这个大包是怎么回事儿,他对我说大包可能是带状疱疹引起的,以往曾看过几百个病例,却从未遇见过这种情况。

我对他说:"今天我挂专家号,就想弄明白大包是怎么回事儿,结果一无所获,干脆你让我住院做你们的研究对象吧。"他有点儿不好意思地说:"你留下联系方式,待我们检索国际上的有关信息以后再说,你看好吗?"

我还能说什么呢,只好留下手机号离开了。

第二天,果然有人给我打电话,称是那位专家的学生,说查到了国外相关信息,我随即与他约好去了医院。他们事先打印了一些外文资料和照片,拿给我看并告诉我这个大包叫"膨隆",但他们也说不清引发的原因和如何治疗等问题。最后,他们建议我到省内最大的医院找外科专家看。我心想,这明明是神经病毒引发的皮肤病,找外科专家看会有什么结果呢?

我决定到省内最大的医院找皮肤科专家看,也许那里的专家见识更广吧。回到家后,我上网查到这家医院有位主任医师,曾在美国留学获博士学位,恰好第二天下午在门诊。于是我第二天中午赶到医院,在医院门口买了份盒饭后就去门诊大厅,坐在排队挂号的椅子上,大约一点半挂了第一号。

见到这位专家时我说:"我患了带状疱疹,这次来只想弄清楚肚子上的大包是怎么回事儿。"她让我撩起 T 恤衫,只瞟了一眼就说:"你这是典型的膨隆!"听她这么一说,我纠结的心情一下子放松了,我终于选对了医生!她说正巧在赶写一篇关于膨隆的论文,我是她见到的第五个病例,为她撰写论文增添了素材,接着她用手机把大包拍了下来,然后,她为我简单讲解了膨隆的发病机理。

由于人体免疫力下降或其他原因,在感染水痘——带状疱疹神经病毒后,病毒会顺着神经的走向繁殖蔓延,进而引起神经和皮肤发炎并感觉疼痛，最痛的地方通常集中在神经节点，神经功能会随之下降，严重者的神经功能基本丧失，无法支配肌肉舒张和收缩，肌肉也就完全松弛下来，从而膨胀隆起形成大包。根据以往经验，膨隆与治疗延误有很大关系，对此也不必过于担心，只要杀灭病毒，恢复神经功能，大包也就会自行消失。

　　她接着对我说，我给你开点儿药，相信2～3个月以后就会有明显的好转，半年左右就会痊愈。听她这样一说，我悬着的心终于完全放了下来。这以后，服用她开的药不到两个月，我肚子上的大包及疼痛就完全消失了。

看病挂号有讲究

随着我国医疗服务体制不断完善和科学技术快速发展,患者也要与时俱进,看病挂号时应有所讲究。

去社区医院看病挂号更方便

近些年来,我国快速进入老龄化社会,原有的医疗资源已供不应求,为缓解群众看病难,减轻大医院就诊负担,国家大力发展和健全城市和农村社区医疗服务体制,为社区医院和街道医院增配医疗人员,并投入大量资金增添医疗设备。

距我家步行5分钟路程的社区医院,经过几年改建完善,增配全科医生和专科医生,添置彩超、X光机、血常规检测和中医理疗等设备,还开设了牙科诊疗室和中西医药房。一般常见病、多发病、轻微病和慢性病,都可在社区医院挂号就诊,挂号时不用排长队,对患者来说既方便省时,挂号费用也较低。

另外,有些大医院还定期派专家到社区医院巡诊,患者可以依照社区医院公布的时间,根据自己的需要去挂号看病。以我过去的经验看,只要稍微去得早一点儿,一般都能挂上号,比去大医院挂专家号要方便很多。

现在,许多中老年人和慢性病患者买药时都变聪明了,先去大医院找专家看病开药,而后再买药时就不用跑大医院了,例如患高血压、糖尿病、冠心病和心脑血管病等慢性疾病,都可以在离家不远的社区医院买到药。

到大医院看病挂号须注意

一般的社区医院和街道医院,仍然难以满足患者对高端医疗资源的需求,如果患者是急性病、危重病、疑难病和慢性病并发症等,还须到大医院看病挂号。

城市的大医院,早晨门诊大厅挂号的患者,常是密密麻麻排着长队,那些声望大的名医忙得不亦乐乎,一天要看几十甚至上百位患者,若要挂他们的号也不是一件容易的事。

首先,患者挂哪个科室号就得费些周折。因为随着科学技术快速发展,大医院内部专业分工越来越细,过去的外科早已分为心血管外科、胸外科、脑外科和泌尿外科等科室,内科分为心血管内科、肾脏病科、内分泌科、消化内科、呼吸内科、血液内科、风湿免疫内科和老年病科等科室。那些大型的综合医院,科室较少的也有40多个,较多的则有60多个,细致的专业分工有利于提高医生的专业技术水平,却为患者看病挂号带来了麻烦,患者常为挂哪个科室号纠结,并时常有挂错号的现象发生。

例如有的人明明是肝痛,却去脾胃消化科,结果不仅耗费时间和金钱,还可能错失早诊早治良机。这就是因为患者缺乏人体解剖学的最基本的知识,不知道肝在右胃在左,若先上网看一下人体解剖图,就不会发生这种事了。

为了保险起见,也可先去社区医院咨询医生,然后再转诊到大医院看,这样在报销时还能享受打折优惠,或去大医院看病时先去服务台、导医处咨询,也能避免挂错号。

挂号方法多种多样

排队挂号的传统方法已经落伍了,现今用电话、网络、自助机、银行卡均能挂号,许多医院还开设了微信公众号,患者用手机微信预约挂号就更方便了。

网上挂号时,可先在电脑上输入医院名称,点击搜索预约挂号,再进入相关科室寻找想要找的医生,可按疾病找,也可按职称找,最重要的是了解医生擅长治什么病,与自己的症状是否对应。另外,也要注意有的医院由于找顶尖专家看病的人非常多,就可能不会在网上推荐,即使推荐了也可能要等较长时间才能挂上号。

电话预约挂号也是一种不错的选择,从网上可查到医院的预约电话号码,预约时应把自己的姓名、年龄、性别和联系方式等告诉在线专家,预约成功后会被告知验证码编号,这样挂号可以节省时间,不失为上班族的一种选择。

看病挂号时间也有讲究

为了缓解看病拥堵现象,有一家三甲医院曾在医院门口显示屏上打出字幕:"请大家注意,每周的周三、周四全天和每天下午就诊量较少,请患者尽量选择这些时间段就诊。"这条字幕揭示出一种现象,即到大医院看病的患者,并非每天每时都爆满,就像海潮似的有涨也有落。如果患者病不急,可依据此规律错开看病高峰时段,但病较急或较重时就不能考虑这么多了,必要时还应去医院急诊室挂号看病,大医院急诊室每天 24 小时都可以挂号看病。

挂号看病要找对医生

对患者来说,看病前最需要关注的是医生的临床医疗水平和是否擅长治疗自己的病。一般大医院在门诊大厅或官网都会介绍各科医生及其特长,患者不妨留意观察一下,再有的放矢地看病挂号。

通常来说,患者若能确定自己患感冒、发烧、拉肚子或慢性病等不太要紧的疾病,无论到哪家医院和找哪些医生,一般都不会有大问题。但若患急性病、危重病、慢性病并发症和疑难杂症等疾病,看病挂号就要慎重了。

我家附近有个小超市,这家超市的老板告诉我一件令人吃惊的事。他说自己今年已 60 岁了,几年前因患糖尿病足不能走路,就住进某医院挂水和服药,过了一段时间未见好转,医生就建议他做一只脚的截肢手术,并说如果不做手术,那恐怕就不是脚的问题了,而是性命难保了。医生这句话如五雷轰顶,他想自己才 50 多岁就截去一只脚,今后还怎么做生意养家糊口? 他的家人也都心急如焚,而急中生智的女儿在一位病友的启发下,忽然想到上网查询,结果发现南京某医院用中西医结合的方法治疗这种病,能让患者免遭截肢厄运。好了,最终的结果我不说了,请读者大胆地向最好的结果去想吧。

这件事提醒我们,越是危难病看病越要慎重,更要充分利用各种信息渠道寻找合适的医生。特别是心脑血管疾病和癌症患者,须到正规大医院就诊,那里的医疗水平更高,危重患者更多,医生治病经验更丰富。千万不要相信那些小广告宣传的江湖医生能治好你的病,也不要相信那些网上满口答应包治你病的医生的誓言,这类上当受骗的案例多了去了。

改革开放带来的美好前景

我国高速发展的互联网+,为建立远程互联网就诊制度和创新看病挂号方式提供了载体。例如江苏省有的大型综合医院已开设"互联网医院",患者登录该院官方网站,进入"互联网医院"界面就可注册登录并选择医生进行预约挂号,医生在指定时间开通视频功能即可面对患者问诊,如果需要开药,患者还可以在线支付,医院可通过快递公司送药上门。再如贵州省政府和有关医疗机构共投资15亿元,依托大数据搭建远程医疗平台,建立起远程联网就诊制度,使远程医疗服务覆盖了省市县乡四级,让越来越多的群众能在家门口挂号看病。过去县乡医院看不了的病,现在可以享受专家联合会诊,较好地解决了基层医疗资源困乏的难题。另外,5G时代的到来必将扩大远程医疗的疆域,使专家为患者进行手术治疗不受时间和空间的限制,这是广大群众医疗保健的重大福音。

我国现已开始实施破除"以药养医"的综合医疗改革,并在北京等城市进行试点。医改后患者到社区医院挂号看病不用花钱,报销比例比到大医院高,大医院20%的专家号须留给来自社区医院转诊的病人,大批药品价格下降,高血压、糖尿病、冠心病和脑血管疾病等慢性病,均可享受两个月的长处方等。这些医疗改革试点的成果,让广大人民群众看到了医疗保健方便、高效的美好前景。

如何向医生诉说病情？

许多患者去看病，因为没有向医生讲清楚自己的病情，或者没有听清楚医生的病情分析和治疗建议，就会心存疑虑，结果不得不再去看第二次甚至第三次。

对此，医生倒没啥意见，因为给谁看病都是看，可患者却经不起这样的折腾。以前我就有过这样的体会。后来为了减少看病次数，我在看病前预先写一个病情提纲，把自己的病情和想要提的问题都写在上面，常言道"好脑瓜不如烂笔头"。

这样做既能避免疏漏，还能让医生尽快了解自己的病情，从而使医生集中精力，为自己检查诊断。

我尝试了几次写病情提纲，每次都问医生写这种东西可以接受吗？每次都受到了医生点赞。

写病情提纲应注意语句简练，书写工整，考虑全面，表达准确，最好不超过 1 页纸。

下面，我举一个例子来说明。

2008 年 2 月，我被一家大医院确诊为严重的冠心病，当时我拒绝了支架治疗，可心中并没有底，并且服药一段时间后，身体出现一些不适。于是在朋友推荐下，我挂了省中医院心内科王振兴主任的门诊号，就诊时我把预先写好的病情提纲呈给他看：

林正，男，60岁，患冠心病、高血压，半个月前做冠脉造影检查，被确诊为右冠状动脉开口处狭窄80%，没安装支架。

目前服用：倍他乐克（酒石酸美托洛尔片）、波立维（硫酸氢氯吡格雷片）、万爽力（盐酸曲美他嗪片）、络活喜（苯磺酸氨氯地平片）。

最近的症状是：

1. 血压偏低，最近1周每天自测3次血压，高压平均为95，低压平均为55，常感到头昏乏力。

2. 心率偏低，平时每分钟心跳不到60下，安静状态下只跳50下左右，有时感到胸闷、恶心或心绞痛。

3. 眼睛充血、眼白发红，以前未出现这种现象。

4. 凌晨睡眠中常会憋醒，胸口发闷，心率很低。

王主任看了我写的病情提纲后，又看了我的病历以及住院检查诊断报告，还问我为什么没有安装支架，以及其他的一些问题，我都一一认真回答。他又为我测量了血压，并用听诊器听了心音。

由于冠心病是慢性病，但也可能是危重病，所以有主见的医生在诊断时不会被患者牵着鼻子走，他们重视患者的主诉，但更看重患者各种检查诊断的资料。

王主任搞清我的病情后说，"不用担心，把药调整一下，停服波立维，若无胃病可以首选服用阿司匹林肠溶片；停服倍他乐克和络活喜，加用合心爽和依姆多，用以治疗痉挛型的心绞痛，再加用他汀类药稳定斑块治疗。这样可能更适合你。"听了他的话，我的心顿时放宽了许多。

最后他说，精神上要放松，但也不要麻痹，应注意饮食清淡，避免大油大荤,要戒烟限酒,可适当运动,还要避免受寒,最好 2~3 个月查一次血脂,重点观察血脂变化,建议一年后再做冠脉造影检查,如果血管狭窄没有改善就考虑安装支架。

后来,我吃了王主任开的药,前面说的那些症状逐渐都消失了,心绞痛的次数也明显减少了。

我把每一次看病都当作是向医生学习的好机会,看病前写病情报告,看病后再静下心来回想一下,我向医生学到了哪些知识,如何把这些知识运用到实践中去。另外,这一次看病,王主任一番话引起了我对血脂的高度重视,从此我开始学习有关血脂的知识,并在一年内测了 8 次血脂,对自己在什么样的饮食、运动及服药状况下,可能会有什么样的血脂水平,能做到心中基本有数,这也让我找到了向冠心病进攻的突破口。从这个角度上讲,王主任可称得上是我学习医学知识和养生知识的启蒙老师。其实,用写提纲的方式与医生交流,并非只有我一人。

有一次我去医院看膝伤时,遇到一位 80 多岁的老太太,她因不慎跌伤腿来医院看病。当医生为她检查诊断时,她从包里拿出一张写有密密麻麻字的纸片,边看纸片边对医生提问,提的问题都是预先想好的,例如腿部摔伤后患处应当冷敷还是热敷,能否用手揉搓患处,能否在家里慢慢行走,饮食应注意什么等。陪她来看病的女儿,因怕耽误医生的时间,一再劝她不要太磨叽。听她女儿这样说,我在旁插话说,"没关系你让她说吧,你妈妈是个聪明的病人,挂了专家号不容易,还提前做好了功课,不会耽误时间的。"听我这样一说,她女儿和旁边的人都笑了起来。

这位老太太的确是一位聪明的患者,我衷心祝愿她老人家早日恢复健康。

有的病自己能治愈

患病后，每个人都想尽快了解自己是什么病，用什么方法能治好病，而绝大多数患者都相信医生，医生说是什么病就是什么病，说用什么方法治就用什么方法治。一般来说，这也没啥大问题，因为医生是专业的嘛。

但很多患者可能不知道，有的疾病医生很难治好，而自己却能治愈，关键问题是看病要学会看门道。2008 年，我患了肩周炎，在看病治病过程中，我对这个问题有了较深的感触。

肩周炎是一种常见病，通常是由气血不足、运动偏少和受风寒等原因引起的。症状是肩部持续疼痛，手臂无法抬起，穿衣、端碗、拿筷、梳头、洗脸和洗澡等日常活动都无法完成。中老年人更易患肩周炎，所以民间称"五十肩"。

患了肩周炎后，我左肩越来越痛，最痛苦的是左手臂根本无法抬起，连洗脸、洗澡都很困难。

我去一家大医院看病，那里的主任医师说，可用针灸、电疗和贴膏药等方法治疗。听了他的话我接受了这些方法，每次治疗都觉得有点儿效果，但没过两天就觉得无效了。我治疗了两个疗程，用了两个月时间，花了 2 000 多元钱，却基本没什么改善。

后来我问医生，为什么肩周炎这么难治？医生告诉我，肩周炎是一种慢性病，由于年龄大，气血不足，受风寒，缺乏运动或运动损伤等原因，会引发肩部肌肉组织的炎症，时间久了会造成肌肉组织粘连，要把粘连的肌肉重新再分离松开比较难，一般要几个月，严重的可能要1～2年。

听了医生的话，我分析自己患肩周炎主要原因是受风寒和缺乏运动，要把粘连的肌肉再分离松开，只有靠自己坚持肩部运动拉伸肌肉才能比较快见效。

于是，我开始进行肩部运动，每天3～5次，每次5～8分钟，左手臂尽力向上举和向后甩，怎么痛就怎么动，越是痛就越要动，再痛我也咬牙坚持。当然，也不能用力过猛。

我很快习惯了这种疼痛，甚至把它作为一种乐趣和享受。最重要的是，我每天都能看到自己的左手臂抬得更高，心中总会涌起一种成就感。

就这样，不到1个月，没花一分钱，我肩部的运动功能就有了明显改善，不到两个月，肩周炎痊愈了。

后来，我在洗澡时竟然发现，左手臂比右手臂更加灵活了，搓澡擦背已经没有任何障碍了，这说明我左肩部粘连的肌肉已经完全分离松开了。

从我个人的亲身经历看，治疗肩周炎，最好的治疗方法还是肩部运动。

同病相怜的病友啊，别再花冤枉钱了，只要你能忍受一点儿痛，试一下我这种方法，也许会有惊喜等着你！

当然，肩部运动应循序渐进，防止肌肉撕裂，还须注意运动损伤造成的肩周炎，须在肩部筋膜损伤恢复后，再进行肩部运动康复。

　　我相信，人类的那些近亲，例如大猩猩、黑猩猩等灵长目动物，它们始终都没有离开森林，经常攀爬树木，不断活动上肢，是绝不会患肩周炎的。

　　另外，我想告诉大家，后来我患了网球肘和拇指腱鞘炎等难以治疗的疾病，都是靠自己热敷、按摩、保养和锻炼等方法治愈的。其中最常用的方法是，每次喝水时，先在玻璃杯中倒半杯热水，而后用它热敷患部，经过长期的坚持，这些疾病都慢慢地痊愈了。

危急时刻果断选择自救措施

　　我在济南的一位老同学，给我讲了他弟弟突发心肌梗死后果断通知司机送医且不得不闯红灯自救的故事，颇有点儿传奇色彩，也很有启发意义。下面，就与大家一起来分享。

　　老同学的弟弟 1979 年刚满 26 岁，已是德州市的优秀青年干部，上级组织选派他参加援藏工作。当他们乘坐汽车驶入海拔 5 220 米的唐古拉山口时，那里的空气含氧量不到海平面的 45%，所有人都出现了高原反应，他也明显感到胸闷、头昏、头痛、恶心、呕吐、心跳加快和呼吸困难。由于他症状最严重，带队领导经慎重考虑，认为他不适合再继续跟团前行，劝他乘坐返回的汽车。但他坚决不同意，认为这可能是水土不服造成的，也许到了拉萨就会好的，就这样他一路咬牙坚持终于到了拉萨。

　　拉萨海拔 3 650 米，经过几天适应期，他的高原反应得到明显缓解，但还是时常感到心脏不舒服。他也没有太在意，认为自己才 26 岁，不可能会患心脏病。

　　可是，一次严重的心绞痛，却差点儿要了他的命。一天傍晚，与他同宿舍的同事出去看电影。那位同事刚走不久，他就在宿舍发生了严重的心绞痛，浑身大汗淋漓，毫无自救能力，只能瘫倒在床上。正在这个危急时刻，恰巧那位同事因忘带电影票返回宿舍取票，才发现他犯了病,于是赶紧把他送到医院,救了他一命。这以后,虽然他平时很注意,但还是发生了两次严重的心绞痛,后来只好住院治疗,他意识到自己已患上了冠心病。

两年后,援藏任务圆满完成,他被调到济南市某机关单位工作。为了治疗冠心病他多次到齐鲁医院看病,并开始学习医学知识。齐鲁医院是省城的一家三级甲等医院,其心内科具有较高的医疗水平。他看病时总是虚心地向医生请教,在学到许多医学知识的同时,也熟悉了那里的医生。

2007年的一天下午,他去参加一个大会,开完会后返回办公室。当走到门口开门时,突然感到心慌手颤,拿着钥匙总是无法对准锁芯,胸口有一种沉重的压榨感,浑身还冒虚汗。他立刻意识到严重的心绞痛发作了,趁着还能动赶紧用手机给车队司机打电话,告诉司机自己犯了心脏病,请他把车停到楼前,同时他费力地慢慢走出大楼,上车后司机迅速启动直奔齐鲁医院。一路上他心绞痛煞是难熬,但头脑还很清楚,他知道时间就是生命,告诉司机在确保安全下遇红灯也闯过去,还拨通了熟悉的医生电话,闯过两个红灯后,终于及时赶到了医院。急诊室的护士迅速把他推进手术室做冠脉造影检查,很快确诊左冠状动脉的两根血管严重堵塞,左旋支狭窄80%,前降支完全堵塞,狭窄程度达到100%。医生立即为他安装了两个支架,使心脏上的两根冠状动脉血管很快就疏通了,心绞痛也随之慢慢地消失了。

手术后医生对他说:"实际上,你已经发生了心肌梗死,如果再晚来一步,心肌梗死的面积就会迅速地扩大,生命也就非常危险了。"

第二天,他请司机带着诊断治疗的有关资料,主动去交警大队说明闯红灯缘由,获得了交警谅解。

10多年过去了,大难不死的他已经66岁,现在身体挺好的,正在安享快乐的退休生活。

请读者朋友注意,我在这里复述这个故事,并不是提倡患者看病时都去闯红灯,而是想告诉大家,冠心病患者应当像他那样,平时多做点儿功课,危急时刻要保持清醒头脑,果断选择最有效的施救方法,这样才能在绝境中死里逃生。从这个意义上讲,他的确是一位聪明的患者。

怎样与医生打交道？

患者怎样与医生打交道，如何正确处理医患关系，是值得探讨的一个重要课题。在看病治病中，我发现不同的医生各有所长也各有所短，在与医生打交道时，我们应当学会辩证地看问题，既要多给医生一些理解，多向医生虚心求教，也要避免迷信盲从，更要注意维护自身权益。聪明的患者善于发掘医生的最大潜能，从而找到治疗疾病的最佳途径。

应多给医生一些理解

医疗行业是救死扶伤的特殊的服务行业，与每个人的健康和生命息息相关。医护人员能够帮助患者消除病痛、恢复健康和延长生命，所以，在广大人民群众心里，医护人员是慈悲为怀的白衣天使。

由于医护人员与患者的共同敌人是疾病，因此医患关系应是并肩战斗的战友关系。因为医生能够教会患者如何与疾病做斗争，所以医患关系也是亲密无间的师生关系。

作为患者来说，应多给医生一些理解，要相信医生并配合医生，与医生携手共同战胜疾病。

我曾问过几位医生喜欢什么样的病人，没想到他们的回答高度一致,都说喜欢遵从医嘱并善于自我管理的病人,而不喜欢总爱听小道信息和自以为是的病人。

患者与疾病斗争,理所应当依靠医生,但也不能完全依赖医生,而要发挥自主能力配合医生改善治疗方法,尤其是心脑血管疾病和癌症患者更应是如此。因为这些疾病都属于慢性病,病因皆与患者不良生活习惯有密切关系,在治病过程中,患者应在医生指导下,努力提高自我管理能力,这才是聪明的患者所应具备的最重要的素质。

为了配合医生看病治病,患者还应主动了解看病治病的基本流程。例如医生为冠心病患者看病的基本流程是:先听患者自述,再询问患者有关问题;而后用听诊器等方法检查心肺,察看患者身体有什么症状;再让患者用基本技术做检查(比如做心电图、彩超或CT 等无创检查);最后才做冠脉造影有创检查,根据检查结果再决定是否服药、安装支架和搭桥等治疗方案。患者只有充分了解看病治病基本流程,才能更好地配合医生治疗。

但患者对医生不应有过分的期望和要求,因为医生毕竟是人而不是神,他们也会受到很多局限,可能会有一些疑难病和危重病难以治疗或治疗失败。这些并不都是医生的错,而多是医学科学技术发展水平的问题,例如高血压、糖尿病等常见病的发病机理,直到现在医学上也没完全搞清楚,所以很难根治;再比如癌症的发病机理,至今也同样没完全搞清楚,在治疗方面仍是世界性难题。但我们也应看到,很多患者甚至癌症晚期患者,在医生帮助下,加上自己努力,最终战胜了癌魔,这样的例子也是不胜枚举的。

年轻医生的可贵之处

通常人们都认为年轻医生缺乏经验，因此很多人不愿找年轻医生看病，以前我也是这样，但两次不期而遇，让我发现了年轻医生的可贵之处。

有一次我住院时，在做完冠脉造影检查后的第二天，有位年轻医生把检查报告送到我病房，看样子他才20多岁，他对我说，"你的冠心病挺严重，不安装支架有很大风险，回家后要按时服药并注意保暖。"我看他挺热心的，就赶紧向他请教，让他教我看冠脉造影检查的影像图片。他指着图片中右冠状动脉的弯曲处对我说，"就是这个地方狭窄80%，如果狭窄发生在左冠状动脉就更危险了，因为左冠状动脉供氧的心肌面积更大，另外血管弯曲处更容易发生淤堵。"我问他这是为什么。他说，"血液流动经过血管弯曲处时，就像河流转弯处形成的漩涡一样，血液对血管表皮压力会增大，再加上高血压的影响会形成更大压力，从而对血管表皮造成机械化损伤，血小板就会在血管表皮损伤处凝聚，血液中的脂肪胆固醇会黏附上去，从而导致血管逐渐变得狭窄。"他的话虽不多，但很有画面感，让我一下子就理解和记住了冠心病的诱发原因和高血压的实际危害，对我以后治病和学习有重要的启迪作用。

还有一次我到医生办公室找主任，因为一年前他曾让我定期检测血脂，这次来就是想给他看我的血脂检测结果，听一下他的意见。但因为事先没预约，他恰好不在办公室，一位30岁左右的年轻医生接待了我。当得知我的来意后，他主动看了我的血脂检测结果，他说，"你血脂控制得很好嘛，你最近身体怎么样？"我说，"最近身体好多了，已有很长时间没发生心绞痛了。"他说，"这就是因为你血脂控制得好才会有这样的结果，你应该坚持下去。"他这一句话，就让我豁然开朗地坚定了降血脂的治病方向。

在治病初期，这两位年轻医生给我留下了深刻印象，他们就像两盏指路明灯一样照亮了我前进的路程。我觉得，年轻医生的可贵之处就在于，他们刚刚学业有成，十分渴望在工作中展现自己的聪明才智，他们思想中没有太多的顾忌，愿意与患者进行交流，所以，聪明的患者千万不要忽略他们。

对专家的意见也应进行综合分析

从专业水平上看，专家对患者诊断治疗的意见一般都是正确的，但从具体实践上看，他们的意见正确与否，关键还在于对患者的具体情况究竟掌握多少。因为每个人都有其特殊性，所以患者应如实详细向医生报告自己的病情，并结合自己的实际情况，对专家的意见进行综合分析，必要时还应咨询其他专家的意见，然后再进行对比分析，从而找到最佳的治疗方案。

2017年夏季的一天，我因运动量过大，左膝受了重伤，左脚根本不敢着地，只能拄着双拐行走，第二天我去一家大医院挂了专家号。这位专家简单检查后，建议我做关节腔镜手术，并让我拍X光片和做核磁共振。当我把检查报告和影像资料拿给他看时，他再次建议我做关节腔镜手术。虽然这并不算什么大手术，但毕竟有创伤，并且治疗费用较高。为了慎重起见，过了几天我又挂了另一位专家号。我把自己如何受伤的情况详细向他做了汇报，他仔细看了我拍的X光片和核磁共振影像片后，给我开了内服药和外敷药膏。我问他是否需要做手术，他说不需要，我问他为什么不需要，他说你这是急性损伤,十有八九会好的。后来我按照他的意见服药、贴膏药,并坚持用热水袋热敷和运动锻炼,两个月后丢掉了双拐,3 个月后丢掉了单拐,一年后完全恢复了正常走路。

为什么患者看病治病时,遇到的同样都是专家,其意见却大相径庭?其实这没什么可大惊小怪的,因为人体构造和疾病的复杂性,都可能超出任何人的想象,专家也会受到很多主观和客观原因的限制,所以患者对专家的意见也要做综合分析。

《生命如此美丽》一书的作者张贵平,为了治疗妻子患的鼻咽癌和牙龈癌两种癌症,不辞辛苦地奔赴辗转于广州、上海、北京等地,向 30 多位医生咨询。这些医生都是专家,但给出的治疗方案却不尽相同,经过对比综合分析,他最终选择了正确的治疗方案,终于使妻子获得了临床痊愈。

患者所患疾病越是难治,就越不要对医生迷信盲从,即便是权威专家,也会像老虎一样有打盹的时候,更何况是这些医生所面对的都是疑难疾病。从某种意义上说,患者的命运既掌握在医生手里,也掌握在自己手中。

如何看体检报告？

　　每年体检后，医院都会给体检者一份体检报告，这是健康状况的晴雨表，对防治疾病具有重要的指导意义。大医院的体检报告内容庞杂，许多专业术语和专业指标难以理解和记忆，所以我们应当学会如何看体检报告。我认为，看体检报告应牢牢抓住重点，尽早破除疑点，避开认识误区，进行对比分析。

牢牢抓住重点

　　大医院的体检报告中指标名目繁多，若不分青红皂白眉毛胡子一把抓，就可能捡了芝麻丢了西瓜。为此，我们在看体检报告时应当牢牢抓住三个重点。

　　第一个重点是医生建议。因为它是对体检情况的全面总结，也是医院诸多科室的医生为体检者做的一次全面会诊后的结论性意见，其中包括体检中发现的问题，生活中应注意的事项，以及下一步检查治疗的意见，还附有医院各科室专家门诊时间及预约方式。尤其要重视发现体检报告中有什么新的重大问题，要弄清楚是什么原因引起的，以及可能会产生什么样的后果等，再根据医生的建议及时采取对策，例如进行必要的复查等。

　　第二个重点是代谢指标检查结果。主要包括体重指数、血压、血糖、血脂、尿酸、脂肪肝等指标检查结果，因为这些指标检查结果能够直接或间接地反映人体的代谢水平，即患有心脑血管疾病的可能性，或距离心脑血管疾病还有多远。哪怕其中有一项指标检查结果不正常，也应当引起足够重视，若有多项指标不正常，就意味着距离心脑血管疾病已不远，须赶紧采取措施改善这些指标。

第三个重点是肿瘤项目各项指标和设备仪器检查结果。肿瘤项目各项指标检查结果，在临床上也称为肿瘤标志物，通过抽血化验测定其含量能够提示患癌的风险性。不同的肿瘤标志物分别对相应的癌病或肿瘤检查诊断具有参考价值，例如：甲胎蛋白（AFP）对检查诊断原发性肝癌有参考价值；癌胚抗原（CEA）对检查诊断大肠癌、肺癌和乳腺癌有参考价值；神经元特异烯醇化酶对检查诊断小细胞肺癌有参考价值；前列腺特异性抗原（PSA）对检查诊断前列腺癌有参考价值；糖类抗原242对检查诊断结肠癌和胰腺癌有参考价值；糖类抗原124和糖类抗原125对检查诊断乳腺癌、卵巢癌有参考价值；糖类抗原19-9和糖类抗原7-24对检查诊断胰腺癌、消化道肿瘤有参考价值。

需要指出的是，若单项指标检查结果超出正常范围，并不能说明已患有癌症，尤其是超出正常范围不大的。这可能是由于测量误差引起，也可能是由于感冒、发烧、服药、炎症或吃保健品等原因引发的。但超出正常范围较大时，就有必要再利用其他检查方法复查，进行综合判断。

设备仪器的检查结果，包括B超、X光胸部透视、肺部CT扫描、肠镜和胃镜等检查结果，对判断身体脏器和机体组织是否存在肿瘤，都有重要的参考价值。

　　总之，抓住了以上三个重点，就等于抓住了养生保健的重点，对我们预防心脑血管疾病和癌症，以及患病之后的早诊早治，具有非常重要的指导意义。

尽早破除疑点

　　看体检报告时，体检者常会发现自己的一些检查结果超出正常范围参考值，就意识到自己身体可能出现了问题。尤其是一些重要的指标，如果超出正常范围较大，就会成为心中疑点。遇到这种情况时，体检者既不要忧虑纠结，也不要惊慌失措，更不要满不在乎，而应按照规范的诊疗程序进行复查，或采取其他方法进行综合判断，从而确诊病情以破除心中的疑点，这样才能打消思想顾虑，也有助于抓住早诊早治的有利时机。

　　有一次体检我发现自己的鳞状细胞癌相关抗原（SCC）指标检查结果偏高，正常范围参考值为 $0\sim1.50$ ng/mL，而我的检查结果是 2.30 ng/mL，为此心中产生了疑点。回家后我上网查了有关信息，了解到这项指标表示皮肤、咽喉、食管及宫颈等组织产生肿瘤或癌变的可能性，在排除了其他可能性后，我忽然联想到自己头上长了个黄豆大的疙瘩已近一年了，有时还用手掐出了血，于是我赶紧去医院做了激光手术。几个月后再化验这项指标时，检查结果为 1.20 ng/mL，已达到正常值，心中的疑点也随之消除了。

　　我们单位有一位 67 岁的同事，6 年前体检发现前列腺特异性抗原（PSA）指标为 4.7 ug/L，超出正常范围参考值，他心中咯噔一下产生了疑点。通过网上查询他了解到，若这项指标超出正常范围，至少说明前列腺有炎症，如果超出正常范围较大或出现异常变化，就意味着可能发生前列腺癌。他决定过段时间再复查。几个月后他去一家大医院，测得这项指标已有较大变化，达到了 5.31 ug/L，与专家商议后他接受了穿刺检查，经过活性组织培养，果真发现前列腺有癌细胞，再与专家商议后他接受了前列腺手术，通过早诊早治根除了癌症病根。到现在，他的身体一直都很好。

避开认识误区

不少人在看体检报告时，会受到认识误区的干扰，对体检报告常有错误的看法，因此产生了精神压力，影响其后的防病治病和养生保健。

例如，有些人只看空腹血糖（GLU）指标，而忽略糖化血红蛋白指标。因为他们知道，依据血糖测量值即可诊断是否患有糖尿病。但他们却不知道，血糖是血液里饮食碳水化合物分解成的葡萄糖，反映的是体检时的血糖水平，而糖化血红蛋白是血液中红细胞内的血红蛋白与血糖结合的产物，反映的是 2～3 个月的平均血糖水平。因此，糖化血红蛋白既是糖尿病诊断的新标准，也是糖尿病治疗监测的金标准，与血糖测量值相比，更能精确稳定地反映血糖控制水平。所以，看体检报告时既要看血糖值，更要看糖化血红蛋白指标。

再例如，很多人看到体检报告中的谷丙转氨酶（GPT）超出正常范围参考值，就会非常吃惊，担心自己肝脏有问题，因为这项指标能直接反映肝组织及肝细胞受损伤情况。其实大可不必过早下结论，而应先考虑体检前是否吃过抗生素，是否有过大量喝酒、感冒发烧、剧烈运动等情况。另外，心肌梗死、心力衰竭、黄疸等疾病也会引起转氨酶升高。经过这样思考分析后，若能排除肝脏本身问题，那就针对具体原因对症下药，例如减少喝酒，治好感冒和消除疲劳等，否则就观察一段时间复查后再下结论。有一次，我因牙痛吃了几天消炎药，正巧赶上了体检，结果谷丙转氨酶升高了不少，但由于我具备以上这些知识，再经过查看消炎药说明书，证实这种药物的确有升高转氨酶的副作用，所以我根本就不担心，相信停药后转氨酶指标会恢复正常的。

又例如，许多人看到心电图检查诊断结果中的窦性心律、心律不齐和 T 波倒置等字样，就会产生疑惑甚至会认为心脏肯定有问题。其实，窦性心律是指窦房结作为司令部，指挥心脏跳动的节律，这纯属正常情况。心律不齐的原因有很多，健康人每天出现不超过400 次早搏，都属于正常情况。T 波倒置也不能说明心脏肯定有问题。从我亲身经历看，患冠心病最初的 3 年做过 30 多次心电图，结果也未能确诊冠心病，而做 1 次冠脉造影就确诊我右冠状动脉狭窄80％。我觉得，关键还是自己的感觉，比如是否有过左胸发闷或心绞痛症状，这比心电图检查诊断的结果更重要，应及时向医生反映，并用其他方法做进一步检查。

进行对比分析

在看体检报告时，如果单独看某一次检查诊断结果，往往说明不了什么问题，如果能与以往的检查诊断结果进行对比分析，可能会更好地说明问题。所以，在看体检报告时，我们应广泛运用对比分析方法，凡是能找到的自己以往的检查诊断结果，都应拿来进行对比分析。

例如，2016 年体检时我做甲状腺 B 超检查，诊断结果是："甲状腺形态大小尚正常,右侧内可见多个低回声结节,其中最大的 1 个约为 1.0 cm×0.5 cm,边界清晰,甲状腺内部回声未见异常。"拿到体检报告后,我把 2015 年的检查结果找出来进行对比,发现 2 次检查结果完全相同,这说明我的甲状腺结节 1 年没啥变化,可继续观察。直到 2019 年体检时诊断结果也没多大变化,最大的结节也不过为 1.1 cm×0.6 cm,并且甲状腺功能正常,仍可继续观察。

再例如,很多人在看到血脂各项指标的检查结果都在正常范围时,就会感到万事大吉,其实,更应该与以前的检查结果进行对比来看。例如,甘油三酯或低密度脂蛋白胆固醇比以前高了,或高密度脂蛋白胆固醇比以前低了,我们就要考虑是否是由于脂肪或碳水化合物吃多了或运动量减少了等原因造成的,从而改进自己的生活方式,让各项指标该高的高上去该低的降下来。另外,还应该注意,中老年人和心脑血管病患者,对血脂指标的要求应该更加严格,这样才有利于预防和治疗疾病。

综上所述,如何看体检报告还真有一点儿学问。要想充分发挥体检报告对自己防治疾病的指导作用,就应当多学一点儿医学常识。如果对哪些指标的含义不清楚,还可以上网去查一下,也可以去请教医生,很快就能搞清楚的。最关键的问题还是应当学会用辩证的观点去看体检报告中的问题,并善于联系自己的实际情况,遵循科学的方法恰当处置。

第四章
警惕心脑血管疾病的早期信号

中国卫生与健康委员会统计数据表明，我国每年因疾病死亡的总人数中，心脑血管疾病死亡人数占比已超过 40%，并且这个比率仍在上升。可见，心脑血管疾病是健康的第一杀手。

心脑血管疾病属于慢性病，就像长期潜伏的狡猾的敌人，有时也会露出一些马脚，这就是疾病的早期信号。若能及时抓住它，并把它消灭在萌芽状态，就能为我们以最小的代价战胜它提供最大的可能性。

因此，对心脑血管疾病的早期信号，我们每一个人都应认真学习和了解。这是提高全民健康素养的必修课程，也是做一个聪明的患者之必要前提。

我的幸运只是一种侥幸

看过第一章的读者朋友，可能认为我是一个聪明的患者，说实话我自己以前也是这么认为的。

但在写这本书时，我才晓得自己并不算一个聪明的患者，顶多算一个成功的亡羊补牢者，之所以能战胜冠心病多半是靠运气。假如我的运气稍差那么一点儿，那几次严重的心绞痛，就完全有可能让我永远失去亡羊补牢的机会。现实生活中的许多案例，已经为此做了最好的注脚。

我有一个亲戚，他知道我曾经患过严重的冠心病，并且还看到我现在身体已经有了很大的好转，因此他认为我对冠心病可能会有比较多的了解。

他对我说，他一位战友不到 60 岁，平时看上去身体挺好的，但忽然有一天在凌晨睡眠中突发心肌梗死，家人赶紧拨打 120，当救护车急速把他送到医院抢救时，却已是回天无力。他问我，他这位战友为什么会突然发生这样的不幸？

我向他了解到一些情况，他的这位战友生前曾多次发生心绞痛，也去医院做过检查，医生早就怀疑他有冠心病，并建议他住院做冠脉造影检查，还对他说这项检查最具权威性，可他却不相信自己会患冠心病。后来，在家人的不断催促下，他才勉强答应去住院检查。但在住院检查之前，恰逢一次难得的战友聚会，在晚餐时他喝了不少酒，也吃了不少荤菜，结果到了夜间就发生了这样的不幸。在掌握了这些情况后，我心中就有点儿数了。

我对他说，你的这位战友曾发生过心绞痛，说明他已患上了冠心病，冠状动脉血管已经狭窄，这可能就是不幸事件发生的基础原因。在那顿晚餐时，他心情激动，大碗喝酒，大快朵颐，吃进了许多脂肪、胆固醇和蛋白质，而这些东西经过几个小时的消化吸收，会逐步进入血液，使血液黏稠度加大。加上凌晨睡眠时心率变慢、血压降低、水分流失、血液浓度升高和血管收缩变窄等一系列生理变化，就会导致冠状动脉的血流速度减缓甚至停滞，这可能就是导致他心肌梗死不幸发生的主要诱因。

他认为，我分析得有道理。

他说，老战友去世得太突然了，我们要认真地吸取他的教训，平时应多学点儿医学常识，并了解这些疾病的早期信号，才能保持高度的警惕性，从而做到早检查、早诊断、早治疗，这样才能避免突如其来的不幸事件。

我对他说，你讲得非常好。

我还告诉他，现实生活中凌晨睡眠时发生心肌梗死的案例很多，有一位著名的小品女演员，不就是凌晨睡眠时心肌梗死去世的吗？中央电视台《越战越勇》节目中，有位参赛女歌手披露，她的父亲年仅51岁，身体一向很好，只是平时喜欢喝点儿酒，一天凌晨睡眠时突发心肌梗死去世，事先无任何征兆。

实际上，回想我几次严重的心绞痛，也都发生在凌晨睡眠时，每一次都到了心肌梗死的边缘，但都幸运地与死神擦肩而过。有位医生朋友与我开玩笑,说我是阎王爷面试合格准备招录的人群中的一位逃逸者。其实我心里很清楚,如果不采取有效措施,我的幸运是很难长久的,因为这种幸运只是一种侥幸。

我的亲戚开玩笑地对我说,你是大难不死必有后福。

现在说句实话,我的确比许多不幸的人要幸运得多,因为我还活着,并且健健康康地享受着生活。

如今看来,上天之所以多次挽留我,可能就是为了赋予我一种责任和任务,让我把人世间的许多不幸及其教训都写出来,以警示更多的人吧。这也可能是因为上天知道,只有深刻的教训才能让人更快地变得聪明起来。

你属于心脑血管疾病高危人群吗？

通过学习和思考，我发觉很多心肌梗死或脑梗死患者都有一个共同点，那就是他们好像都中了魔似的，不相信自己可能会患心脑血管疾病。

我本人就曾是这样，多次严重的心绞痛也未能让我意识到自己患有冠心病，直到第四次住院做冠脉造影检查被确诊右冠状动血管狭窄 80％ 以后，我才相信自己已经患上了冠心病，为此，让我好几次都差点儿丢掉了性命。

这么看来，不相信自己可能会患危重疾病，或许就是许多人发生不幸的一个重要原因。

那么，如何才能打破这个魔咒，让我们不再像鸵鸟似的把头埋在沙子里，觉得自己很安全呢？

我认为，学会判断自己是否属于心脑血管疾病高危人群，就是一个非常有效的方法。假如我们能够预先知道自己属于心脑血管疾病高危人群，那么，就很容易把不相信自己可能会患心脑血管疾病的盲目自信全部打消掉。

近些年来，由于心脑血管疾病已成为全民健康的第一杀手，我国政府及相关部门也审时度势，开始重视对心脑血管疾病高危人群进行筛查和综合干预等工作。

2014 年，国家卫生和计划生育委员会印发了重要文件《心血管病高危人群早期筛查与综合干预项目管理办法》，全国 31 个省、市、自治区和新疆生产建设兵团，由当地的政府及有关部门协调，在具备条件的医院及社区卫生服务中心，建立心血管疾病高危人群筛查实施点。各地的居民按照知情同意的原则自愿报名参加，由工作人员免费为参加者进行多项检测，然后指定专门人员对居民提供针对性的健康指导并定期随访。

但由于我国的医疗资源还很有限，远不能满足庞大的心脑血管疾病高危人群的需求，加上群众知晓率低，因此该项目不可能在较短时间惠及到每一个人。

那么，在心脑血管疾病患者日渐增多的严峻形势下，我们普通群众应如何做出正确应对呢？

毫无疑问，我们的当务之急是学习心脑血管疾病的相关基础知识，了解心脑血管疾病高危人群的特征，学会判断自己是否属于心脑血管疾病高危人群。

所谓心脑血管疾病，就是心脏或脑部的血管淤堵变狭窄，病情发展到严重阶段，就会引发心肌梗死或脑梗死。在大多数情况下，心血管疾病和脑血管疾病都是由相同的原因引发，即动脉粥样硬化造成心脑血管淤堵变狭窄。

也正因为如此，医学界把心血管疾病与脑血管疾病并列，通称为心脑血管疾病。

由此可见，从引发动脉粥样硬化的因素中，就能找到心脑血管疾病高危人群的特征。

那么，心脑血管疾病高危人群的特征有哪些呢？

心脑血管疾病高危人群的特征有以下 10 种：

1. 男性 45 岁以上，女性 50 岁以上。

2. 有心脑血管疾病家族史。

3. 肥胖或明显超重。

4. 血糖高。

5. 血压高。

6. 血脂紊乱。

7. 尿酸高，脂肪肝。

8. 长期大量吸烟，大量喝酒。

9. 经常久坐不动，缺乏运动。

10. 大量吃肉和蛋类食品，很少吃水果和蔬菜。

我有一位老朋友 60 多岁了，他对自己患脑梗死很不理解，他对我说自己血脂和其他指标都正常，只是血压高，怎么会患脑梗死呢？我对他简单讲了心脑血管疾病高危人群的特征，并告诉他只要具备其中一种特征，就属于心脑血管疾病高危人群，就有患心脑血管疾病的风险。所具备的特征越多，患心脑血管疾病的风险就越大，一旦患有心脑血管疾病，再进一步发展就可能发生心肌梗死或脑梗死。

我还告诉他，具有心脑血管疾病高危人群特征并不可怕，虽然有些特征例如年龄、性别、家族史、患病史等都无法改变，但有些特征例如高血压、高血糖和血脂紊乱等，通过服药则是可以改变或控制的。还有些特征例如肥胖，大量吸烟，大量喝酒，大量吃肉和蛋类食品，很少吃果蔬，缺乏运动等，通过改善生活方式也是能够改变的。如果把能够改变和控制的特征全部改变和控制的话，就一定能大大降低心肌梗死和脑梗死发作的风险。

他对我说,过去啥都不懂,如果早点儿掌握这些知识,把血压控制好,也许就不会发生脑梗死了。

我对他说,完全正确,只有通过学习掌握这些知识,防患于未然才会成为自觉行动。即使我们已经患病,也要力争做一个聪明的患者,控制和远离疾病的高风险。当然,为了防备万一,除了学会判断自己是否属于心脑血管疾病高危人群外,也务必要了解和警惕心脑血管疾病的早期信号。

在现实生活中我发现,像我的这位老朋友一样缺乏健康素养的人比比皆是。所谓健康素养就是:学习和运用健康信息维护和促进自身健康的能力,主要包括基本知识和理念,以及健康生活方式和行为基本技能。2018 年国家卫生计生委发布的数据显示,全国居民健康素养水平仅为 17.06%。这意味着 80% 以上的人不具备合格的健康素养。

为了对自己、家庭和社会负责,我们每一个人都应该不断学习和提升健康素养,因为我们每一个人都是自己健康的第一责任人。

冠心病的早期信号,不了解它让我险些丧命

通常我们所说的冠心病,就是典型的心血管疾病。任何疾病都有早期信号,在患冠心病的初期,我的身体曾发出过许多信号。但由于我对自己属于心脑血管疾病高危人群并不知晓,并且对冠心病早期信号也不了解,所以我多次跨进鬼门关。现在回想起来,我还免不了有点儿后怕,总责怪自己那时太傻了,也太无知了,不具备基本的健康素养。

那么,冠心病究竟有哪些早期信号呢?

冠心病常见的早期信号有 8 种:

1. 在平静或受凉时,左胸内会出现隐痛等感觉。

2. 食欲减退,常有胃胀、恶心或想呕吐的感觉。

3. 心率明显变快,每分钟心脏跳动超过 90 次。

4. 时常感到身体疲惫,日常活动懒得进行。

5. 经常出现胸闷和心律不齐现象。

6. 运动时心慌气短,运动后气喘不息。

7. 睡眠中有时会憋醒,左胸内会有压榨感。

8. 视力明显下降,或时常感到头昏眼花。

这些早期信号,我都或多或少或轻或重地体验过,但当时都被我以各种理由忽略了。

例如,有时我感到自己体力大不如从前,走路稍多一点儿或爬一两层楼就感到很累,心脏狂跳不已,这时我认为可能是年纪大了体力变差的原因。

例如,我经常会出现左胸部发闷的感觉,好像是吸入的氧气不足,这时我认为可能是工作累了,或是没有睡眠休息好,再或是天气不好的原因。

又例如,在平静状态下,我有时也会突然感到左胸内有一丝隐隐作痛,一般都会持续几十秒,这时我认为可能是肋间神经痛或是岔气的原因。

总而言之,出现这些症状后,我都会找些理由自圆其说,唯独没有想到的是,这些症状都是冠心病的早期信号,即都是心肌缺血的表现,而实际上动脉粥样硬化已经在我的冠状动脉血管筑巢了,我已经患上了冠心病。

突然有一天,我在凌晨睡眠中发生了严重的心绞痛,左胸内压榨性疼痛,心跳缓慢无力,浑身大汗淋漓,还出现了濒死感,让我第二天不得不住进了医院。

从 2006 年 10 月至 2009 年 6 月,我共住了 7 次医院,其中有 5 次是因为凌晨睡眠中严重的心绞痛发作,有一次是因为发作严重的心律不齐,还有一次是做冠脉造影复查。可以说,我是多次侥幸地与死神擦肩而过。

我的体会是,冠心病的早期信号是自身的一种异常感觉,我们千万不能忽视它,每一个早期信号都很重要,早期信号越多就越要引起高度警觉。一旦身体出现冠心病的早期信号,就要早检查、早诊断、早治疗。

　　其实,早期信号出现之前,冠心病患者体内就已潜伏了许多危险因素。例如肥胖、高血压、高血糖、血脂异常,年龄超过 45 岁,有冠心病家族史等,这些都是心脑血管病高危人群的特征,也是患冠心病的高危因素。如果服药和改变不良生活方式,能控制或消除这些高危因素,冠心病的早期信号就不会出现了。

　　我还想说的是,假如你有冠心病高危人群的特征,那就一定要做好预防工作,并要了解冠心病的早期信号,一旦发现早期信号时,或已经处在十分危险的状态,就不能再犹豫了,应当立即采取措施了。应当采取哪些措施呢? 我的回答是,首先你应当到医院去检查和诊断一下,看医生有啥建议,其次请你细读本书的第一章、第二章和第七章有关内容,其中肯定能找到适合你的措施。

出现心肌梗死症状，千万别耽搁

前面讲到冠心病高危人群的特征和冠心病的早期信号，我们可以把它们看作是两道防线，如果未能在这两道防线阻止冠心病的进犯，虽说它是一种慢性病，但发展到严重阶段就可能会随时置人于死地。

江苏省中医院心内科主任王振兴教授，是江苏省内最早学习和掌握心脏介入手术的知名专家之一，他领导的科室系国家中医药管理局心血管重点专科。奉行"预防是最好的治疗"以及"未病先防，已病防变"的科学理念，他经常组织群众性医学知识科普教育活动。在一次医学知识讲座中，王主任介绍了防治心肌梗死的有关知识。

王主任告诉大家，由于冠状动脉血管斑块破裂和血小板聚集形成血栓等多种原因，会导致心血管严重堵塞，致使心肌细胞得不到氧气供应，从而造成心肌坏死。

医学上称其为心肌梗死，简称为"心梗"。心血管疾病高危人群中潜伏着许多高危冠心病患者，其中有不少人表面看上去并不像危重病人，但说不定在某种情况下就会诱发心肌梗死，一旦发生心肌梗死，抢救的时间就是关键，时间就是生命。此时患者不要惊慌失措，而要争分夺秒赶到正规的大医院求治，用最短的时间把堵塞的血管开通。越早到医院，抢救的心肌细胞越多，预后效果也越好；越晚到医院,坏死的心肌细胞越多,人死亡的风险也越大。

从临床调查统计情况看,很多患者预先了解心肌梗死的症状,发生心肌梗死后能用最快的速度赶到医院,结果获得了很好的疗效。但也有约 20% 的患者不能在 6 个小时内赶到医院,结果预后效果就较差,有的甚至丧失抢救的时机,而造成时间延误的主要原因是患者事先不了解心肌梗死的症状。

那么,心肌梗死的症状有哪些呢? 王主任通过回顾一个案例,回答了这个问题。

10 多年前的一天夜间值班时,他收治了一位 60 多岁的心肌梗死患者,当时的心肌梗死症状为:胸前区剧烈疼痛,左胸部像压有重物,胸内有很强的压榨感,浑身大汗淋漓,脸色苍白,心跳很慢,血压很低,神志模糊,并出现濒死感。

这些症状都是心肌梗死的典型症状。由于患者平时注意学习冠心病相关医学知识,出现心肌梗死症状后,立即让家人拨打 120,不到 30 分钟他就被送到医院急诊室。医院紧急抢救绿色通道的首诊医生与专科医生不到 10 分钟就确诊他已患心肌梗死,立即把他送到导管室,并迅速安装了 2 个支架,开通了闭塞的血管,从而获得很好的疗效。如今 10 多年过去了,他已年近 80 岁,依然健康快乐地生活着。

王主任说,大多数心肌梗死患者都会出现上述案例中患者的典型症状,但是,也有少数患者的症状并不典型。例如有的患者会出现恶心、呕吐、牙痛、咽喉痛、肩膀痛、后背痛等症状,其实这都是心肌严重缺血产生的放射表现,由于下颌处至上腹部的内脏神经与躯体神经不同,因此人们大多都难以精准定位。所以,患者应高度警惕,不要掉以轻心。

王主任建议,不论发现心肌梗死的症状典型或不典型,都应及时去医院辨明是否属于心脏问题。

最后,王主任提醒大家,凡是具备心脑血管疾病高危人群特征的人、常出现冠心病早期信号的人、已确诊为冠心病的患者,特别是发生心绞痛服用硝酸甘油或速效救心丸后仍不见效的患者,都务必预先了解心肌梗死的症状。一旦出现这些症状千万别耽搁,一定要去具备技术和设备等介入治疗手段的正规大医院就诊。

脑血管疾病的早期信号

　　医学研究和临床调查表明,有些人 20 岁或 30 岁时就已经开始发生动脉粥样硬化。然而,受遗传因素或严重不良生活方式的影响,许多人还可能更早地发生动脉粥样硬化。当动脉粥样硬化发生在脑血管,就会引发脑血管疾病。

　　动脉粥样硬化等原因引发的脑血管疾病,可做如下分类:

　　从发病的进程看,可分为急性脑血管疾病和慢性脑血管疾病两种类型。

　　从发病的性质看,可分为缺血性脑血管疾病和出血性脑血管疾病两种类型。缺血性脑血管疾病,又可分为暂时性脑缺血、脑栓塞和脑血栓三种病症;出血性脑血管疾病,又可分为脑出血和蛛网膜下腔出血两种病症。

　　西医把各种急性脑血管疾病称为脑梗死、脑血栓或脑卒中,中医则把各种急性脑血管病称为中风。

　　引发脑梗死的原因很多,但引发缺血性脑梗死与出血性脑梗死的原因通常是不同的。

　　引发缺血性脑梗死的原因多是:动脉粥样硬化导致脑血管狭窄造成脑缺血,或动脉粥样硬化斑块破裂造成脑栓塞,或房颤及血液中生成栓子造成脑血管堵塞等。

出血性脑梗引发的原因多是：血压骤然升高造成脑血管破裂或脑血管动脉粥样硬化、脑瘤引发脑血管破裂等。

脑血管疾病发病率、致残率、复发率和死亡率都比较高，我们在马路边或公园里，常看到坐轮椅或手拄拐杖行走的人，其中很多人是脑血管疾病后遗症患者。

可见，脑血管疾病严重威胁并损害了广大人民群众的健康，给患者及家庭带来严重的后果和沉重的负担。

那么，脑血管疾病究竟有哪些早期信号呢？

脑血管疾病常见的早期信号有 8 种：

1. 经常出现头痛、头昏、耳鸣、眼黑等症状。
2. 经常会感到嘴角湿润或不由自主地流口水。
3. 手常发抖、发颤，难以完成一些日常动作。
4. 出现舌头发麻、发僵的现象，讲话不利索。
5. 睡眠质量差，反应迟钝，记忆力明显减退。
6. 走路平衡能力明显下降，会不自主地摔倒。
7. 注意力不集中，易怒。
8. 清晨起床后常会感到头昏或头晕。

出现脑血管疾病的早期信号越多，患脑血管疾病的可能性就越大，发生脑梗死的可能性也越大。如果再与心脑血管疾病高危人群的特征联系起来考虑，那么，我们就很容易判断自己是否患有脑血管疾病，并可预知自己面临的风险。

　　我有一位战友,60多岁,一天清晨,起床后对着镜子刮胡子,当头转向一侧时突然感到手没力气了,连刮胡刀都拿不住了,说话也含混不清了,几分钟后一切又恢复正常。他很快联想到他的父亲不到70岁就突发脑梗死去世,自己就属于心脑血管疾病高危人群,而这些现象可能是脑血管疾病的早期信号,自己很有可能已经患上了脑血管疾病,也预示着随时都可能发生脑梗死。

　　于是,他赶紧去了医院,经检查确诊为一过性轻微脑梗死,医生告诉他颈动脉明显狭窄,脖子突然转动使血管狭窄加重,从而造成脑部缺血,就会出现那些症状。

　　从此,为了预防脑梗死复发,他除了按医嘱服药以外,还认真学习医学知识和养生知识,从饮食和运动等方面入手,塑造良好的生活方式。现在他已经年满70岁,身体一直都很好,过去的那些症状,再也没有发生过。

出现脑梗死症状，赶紧去医院

脑梗死的要害就是脑组织发生了供血障碍，严重的脑缺血会造成脑细胞死亡，从而导致人的语言能力丧失或肢体偏瘫，更有甚者会成为植物人。

因此，为了预防脑梗死发生，凡出现脑血管疾病早期信号的患者，都应尽早去医院检查和诊断治疗。

医院检查诊断的关键是，确诊脑动脉血管狭窄的程度。检查方法有很多种，例如颈动脉彩色超声、CT 血管造影、核磁共振和脑动脉血管造影等（详见本书第 48 页有关内容）。

出现脑血管疾病早期信号的患者及家属，还应学习和了解脑梗死的症状，只有熟记这些症状，才能在发生脑梗死的危急时刻及时求治，并获得有效救治。

那么，脑梗死的症状有哪些呢？

2018 年，中央电视台《健康之路》栏目"揭开中风之谜"一期节目中，首都医科大学宣武医院神经外科主任医师焦力群披露一个案例，我们从中可以找到这个问题的答案。

2008 年的一天，北京市 60 岁出头的董先生，走到家门口拿钥匙开门时，眼睛看得很准，手却不听指挥，总对不上锁眼。他怀疑自己发生了脑梗死，就赶紧去了医院，做颈动脉超声检查发现颈动脉狭窄，但因初次脑梗死发作，他有点儿不在乎，只是住院时让医生开了药打点滴，自我感觉好多了之后，就要求出院了。

2017年的一天，董先生第二次脑梗死发作，明显感觉比第一次严重，头昏眼花，肢体无力，走路不稳，整天昏昏欲睡，说话不清楚，口水直淌，血压波动，时常恶心，视力模糊，左眼皮耷拉下来。家人赶紧把他送到医院，医生当场诊断他为脑梗死，立即让他住院并给他注射溶栓药。为了确诊脑动脉的狭窄程度，医生为他做了脑动脉血管造影，结果发现他右侧颈动脉几乎全部堵塞，狭窄程度已达99％。为了从根本上解决问题，医生为他实施了手术，在颈部剖开了血管，将堵塞颈动脉血管的动脉粥样硬化斑块全部剥脱出来，再将血管缝合，颈动脉就完全疏通了。

从董先生颈动脉里剥脱出来的动脉粥样硬化斑块，是一个圆柱体，直径约为1厘米，长度约为5厘米，从它的颜色、形状和质地看，简直就是活脱脱的一块黄油，毫无疑问这就是吃进来的脂肪和胆固醇。

72岁的董先生痛定思痛地说，由于自己平时不重视学习医学常识，才陷入今天的危险境地，多亏了医生医术高超和抢救及时，才使自己脱离了生命危险。

医生告诫脑血管疾病患者及家属，出现脑梗死症状的第一时间，若患者自身活动受限，就应呼叫120急救系统。医生抢救脑梗死患者是一场生死抢救，均以分钟计算，在做出诊断后会及时给患者注射溶栓药，这是为了消除堵塞血管的血栓，防止脑组织梗死面积继续扩大，而实施手术是为了铲除患者的病根。患者脑血管狭窄达到50％～70％并有症状时，或狭窄超过70％无症状时，都应积极实施治疗,药物治疗是基础治疗。若患者脑血管狭窄超过80%应手术治疗,若不适宜开刀,还可以安装脑动脉支架。

需要说明的是,脑血管疾病患者及家属应当晓得并理解,出血性脑梗死与缺血性脑梗死的检查治疗方法是不同的,出血性脑梗死的检查诊断关键是确诊脑内出血点,确诊后须服药降血压和控制出血,必要时需实施手术清除血肿。

聪明的脑血管疾病患者及家属,都会注意提前做好功课,了解哪些医院医疗条件较好,以及一旦出现脑梗死症状,如何用最短时间赶到医院挂号确诊和抢救治疗。

第五章
当心癌症的早期信号

2018 年全国癌症报告指出:在中国,每年新发癌症人数达 429 万。卫生与健康委员会统计数字表明,我国近几年每年癌症死亡人数大约为 250 万～300 万,并且这个数字还在不断地快速上升。

癌症死亡的人数虽不及心脑血管疾病死亡的总人数多,但若把心血管疾病与脑血管疾病分开来计算,癌症就会名副其实地成为全民健康的第一杀手。

我国医学专家指出,癌症通常也会发出一些早期信号,半数以上的癌症能够预防,大多数患者通过早诊早治能获得较好的疗效。但迫在眉睫的任务是:深入开展群众性的防癌知识宣传普及工作,强化全民防癌意识,提高全民健康素养。

癌症是什么病？

　　通常人们都知道，癌症是生长在人身上的恶性肿瘤，一旦患上癌症就像天塌了下来，不仅令患者精神崩溃，也会让其家人陡生人财两空的恐惧和绝望。下面，我把一些专家对癌症的认识，以及我国预防和治疗癌症的有关问题，梳理出一些要点与大家分享。

癌症是什么病？

　　据我国卫生与健康委员会《中国癌症预防和控制规划纲要》的权威解释，癌症是以细胞异常增殖及转移为特点的一大类疾病，其发病原因与不良的生活方式、有害的环境因素和人的遗传易感性等有密切关系。

　　通常人体的正常细胞会老化死亡，新的细胞也会再生，但这是有限度和可控的。由于基因突变会引发正常细胞分化和增殖异常改变，于是就会形成癌细胞，而癌细胞分裂生长会超过正常细胞的生长速度，并且是没有限度和不可控的。

　　因为癌症在人体内的形态大多是恶性肿瘤，所以治疗癌症的专科医院称为肿瘤医院，大型综合医院治疗癌症的科室称为肿瘤科。目前世界公认，癌症是危害人类健康和生命的重大社会卫生问题。

为什么癌症难以治疗？

由于癌细胞像正常细胞一样拥有人体细胞的合法身份，人体免疫系统和药物很难将其识别出来，利用药物能杀灭外部侵入的病毒，却难以单独杀灭癌细胞；并且癌细胞还能转移至全身各处生长繁殖，从而破坏人体组织结构及功能，引起坏死、出血和感染，导致患者疼痛、贫血、乏力、无食欲、日渐消瘦，直至死亡。

目前，医学上还不能把癌症的发病机理完全解释清楚，治疗癌症仍然是一个世界性的难题。

癌症的引发与生活方式有关系吗？

癌症引发与遗传、环境有关系，更与生活方式有密切关系。从我国近几年的情况看，癌症发病率越来越高，城市明显高于农村，大城市明显高于中小城市，经济越发达的地区癌症发病率往往越高。若从消化系统的癌症发病率看，经济相对落后的地区食管癌、胃癌等上消化道系统的癌症发病率较高，经济相对发达的地区结肠癌、直肠癌等肠道系统的癌症发病率较高。这些都说明癌症的确与生存环境和生活方式有密切关系。

治疗癌症的方法有哪些？

治疗癌症主要有三种传统方法，也被业界称为三驾马车：手术治疗、化学治疗（简称"化疗"）和放射治疗（简称"放疗"）。许多专家认为癌症早期或中期，手术治疗是目前唯一可以治愈癌症的方法。

这三种传统方法，实际上都有局限性：对于晚期癌症手术治疗很难彻底清除癌细胞。化疗药物，在杀灭癌细胞的同时，也不可避免地会伤害人体正常细胞；放射治疗如放射性同位素等，所产生的各种射线，在杀灭癌细胞的同时，也会对人体的正常组织及细胞造成损害和不良影响。

临床治疗癌症的方法还有靶向治疗、中医中药治疗、免疫治疗和基因治疗等。但任何方法都不能取代三种传统方法。医院现在大都根据患者的具体情况，采用综合的治疗方法，以期提高治愈率，改善患者生活质量。

为什么我国癌症治愈率比较低？

目前我国癌症治愈率比较低，这主要是因为我国对于癌症的防控能力还比较低。实际上，我国癌症治疗能力并不低，许多大医院的医疗设备、诊断技术和治疗水平，已接近或达到世界发达国家的水平。但是，由于长期忽视癌症预防工作，致使我国癌症防控能力低下。例如我国是世界第一大烟草生产国和消费国，烟草行业长期兴旺发达，致使肺癌发病率快速上升为我国癌症之首位。世界卫生组织预测，至2025年中国将成为世界肺癌第一大国，每年新增的肺癌病例将会超过100万。值得借鉴的是，韩国等国家为了控制癌症的肆虐和蔓延，推行烟草加税措施，还利用烟草加税之所得成立了健康促进基金，专门用于癌症等疾病预防工作，促进了广大人民群众防癌意识的提高，以及早诊、早查、早治理念的强化教育工作。

防控癌症的根本出路在哪里？

无论是对个人还是对国家来说，预防癌症的成本远低于治疗癌症的成本。目前我国有限的卫生资源,过度集中在晚期癌症的治疗中,有资料显示每年用于治疗癌症的医疗费用高达千亿元,占卫生总费用的 20％以上,各地肿瘤医院的收入都很可观,但防控癌症工作却没有足够的资金和人才投入。

在癌症病魔日益猖獗的严峻形势下,我国已有越来越多的有识之士深刻认识到,癌症治疗重在早发现、早治疗。专家们宣称:在今后相当长的时期内,用治疗的方法战胜癌症仍是人类的梦想,防控癌症肆虐的根本出路仍在于预防,而做好预防工作的重要前提是广泛深入地做好群众性的防癌教育工作。

癌症正在年轻化

过去，人们总认为癌症是中老年人的"专利"，但现实却证明，年轻人患癌率正在上升。2017年，江苏省肿瘤医院陆建伟主任医师曾向金陵晚报记者介绍了一个案例。

患者年仅28岁，她老家在农村，靠自己努力上了大学，毕业后留在南京工作，因工作原因独自生活难免饮食不规律，经常饱一顿饿一顿，所以胃一向不好。突然有一天她的胃部出现不适，以为又是老胃病犯了，挨一阵子就会好的。但过一段时间后症状加重了，于是她去药店买了一点儿药，然而吃药后仍不见效，她心想，等忙完这一阵子再去医院检查吧。但令她猝不及防的是，腹痛日益加重，仅一周时间就无法进食了，这时她不得不去医院检查，结果被确诊为胃癌晚期，并已出现广泛腹腔转移，同时还伴有腹腔大量积水。医院立即为她实施了腹腔引流，然后进行腹腔灌注化疗，同时进行静脉化疗。化疗一个周期后，她腹胀消失了，腹水也仅剩下少量，进食情况和精神面貌也有了明显好转。

陆主任说，过去大家都以为只有中老年人会患癌症，而年轻人不会得癌症，但是现在年轻人患胃癌，早已不是什么稀罕事了；眼下自己的病区就有30%的患者是40岁以下的年轻人，而20年前这么年轻的患者还不到10%。

为什么胃癌会出现年轻化的趋势？

陆主任总结其原因说，现在年轻人胃癌发病率越来越高，这与他们的不良生活方式有密切的关系。

很多年轻的患者都有一个共性，即不科学、不规律的饮食习惯，例如许多都市上班族经常是早餐没空吃，午餐凑合吃，晚餐应酬吃，夜宵地摊吃。长期养成的这些不良的饮食习惯，恰恰就是伤胃的杀手，也是发生胃癌的重要原因之一。

陆主任还说："这些年轻的胃癌晚期患者，从出现明显症状到被诊断为胃癌晚期，只有一周左右的时间，如果不及时进行治疗，寿命一般不会超过一个月。"

为什么年轻人的胃癌病情恶化这么快？

陆主任解释说，年轻的胃癌患者大多患有弥漫性胃溃疡，胃的深部有溃疡，癌细胞可经过胃壁掉落至腹腔，从而引发广泛性转移，加之年轻人代谢旺盛，肿瘤癌细胞更为活跃。所以，年轻人的胃癌病情恶化速度会很快。

这个案例告诉我们，癌症与生活习惯有密切的关系，改变不科学、不规律的饮食习惯，是预防胃癌的最好方法，早检查、早治疗是确保癌症治疗效果的必要措施。

医学专家认为，45岁以上的人，都应当把胃癌筛查作为常规的体检项目，经过钡餐透视筛查出来的可疑胃癌患者，应再接受胃镜检查。无论是什么年龄的人，年轻人也不能例外，当出现不明原因的贫血、消瘦、胃部疼痛或持续消化不良等症状时，都应当尽快到医院就诊，并做胃镜检查，目前胃镜检查被业界公认为是早期胃癌筛查的"金标准"。

为了能获得较好的治疗效果,确诊的早中期胃癌患者,一般都可以接受手术治疗,而不适宜做手术或手术后病期比较晚的患者,通过化疗、放疗和中药等治疗方法,也能够延长生存期或推迟复发时间,还能提高生活质量。现在已有越来越多的靶向治疗药物投入临床,给各种癌症患者提供了更多的个体化治疗方案。

早诊早治，不幸中的万幸

中央电视台《职场健康课》的一期节目，曾邀请国家城市癌症早诊早治项目组副组长、中国医学科学院肿瘤医院防癌科室副主任张凯教授主讲癌症的早诊早治问题。张教授向大家介绍了一个早诊早治的案例。

10年前，40岁的王先生在北京经营一家外贸公司，生意红红火火，没想到一次去医院看朋友时，他听了朋友的建议，也顺便做了一次体检，结果竟发现自己也患上了肺癌。他简直不敢相信这是事实，虽然自己每天至少抽2包烟，但平时身体并无任何不适感觉，为了进行验证他又去另一家医院检查，结果仍诊断为肺癌，肿块有1厘米大。抱着对生的强烈渴望，王先生上了手术台，北京肿瘤医院胸部肿瘤中心杨主任主刀，为他切除了左边一叶肺的上半部；接下来他开始做化疗，很快就呕吐不断，难以进食，尤其是听到有的朋友因肺癌死亡时，更让他感到压力山大，这时他才体会到与癌症做斗争的艰险。当医生告诉他，肺癌与大量吸烟等不良生活习惯有密切的关系时，他想到自己还这么年轻，上有老下有小，一定要好好地活着，绝不能再像以前那样生活了，要坚决把烟戒掉，把熬夜等不良生活习惯也全改掉！

应该说，王先生既是不幸的也是幸运的。

10年过去了,50岁的王先生在中央电视台节目中与主治医生杨主任喜相逢,杨主任看到气色好、心情好的王先生非常高兴,他告诫大家,王先生患肺癌的主要原因就是大量吸烟,香烟中含有焦油等多种致癌和促癌物质,因此大家应尽早戒烟。

张凯教授指出,吸烟是导致肺癌的第一大元凶,现在肺癌已取代胃癌成为全国患病率和死亡率最高的癌症,临床统计,绝大多数肺癌患者都有大量吸烟的习惯。

氡气是导致肺癌的第二大元凶,氡气是一种放射性物质,是镭和铀衰变后形成的气态物,在地表以下例如矿井、地下室、地下停车场和大理石装修的居室等地方的空气中含量较高。有资料显示矿工患肺癌比率较高,有些夫妻同时罹患肺癌,皆因吸入大量氡气所致。世界卫生组织把氡列为19种致癌环境物质之一。

张凯教授提醒大家,当出现以下任何一种情况时,都应尽早去医院检查,以便早诊早治:

1. 没有诱因,没有感染症状,持续不断咳嗽。

2. 咳嗽吐出的痰里带有血丝或血块。

3. 胸部或两肋处的固定位置持续疼痛。

目前医院检查肺癌的方法,主要有X光透视和CT扫描。

X光透视能看到花生粒大小的病灶。

CT扫描有一般CT扫描和螺旋CT薄层扫描等多种类型,在扫描的时间、清晰度和造影剂用量等方面,各种类型有很大的不同。螺旋CT薄层扫描分辨率最高,能在15秒内扫描600张片子,可甄别小米粒大小的病灶。

选择哪种检查方法,应听从医生建议。

　　案例中的王先生是一个不幸的人，因为他患了令人恐惧的肺癌。但他又是一个幸运的人，因为他通过早检查及时诊断出肺癌，并获得很好的治疗。现在仍流行一种说法，说肺癌患者很难活过5年，但他却打破了这个魔咒。王先生也是一个聪明的人，因为他通过早查、早诊、早治以及告别不良生活习惯，终于战胜了癌症。当然，王先生的经历有偶然性，因为他去医院看望朋友，顺便做体检才发现患有肺癌；但也有必然性，那就是他有较强的健康意识。很多像王先生这样的案例都告诉我们，早查、早诊、早治是每一位与癌结缘的不幸患者唯一的幸运之路。

你属于癌症高危人群吗？

谁也不能保证自己一生不受癌魔侵扰。那么，在癌魔降临之前，学会判断自己是否属于癌症高危人群，就是能否踏上早诊、早治幸运之路的必要前提。

2017年《中国肿瘤的现状和趋势》报告指出，我国男性癌症发病居前10位的是：肠癌、胃癌、肝癌、食管癌、结直肠癌、膀胱癌、前列腺癌、淋巴癌、脑癌、胰腺癌；女性癌症发病居前10位的是：乳腺癌、肺癌、结直肠癌、胃癌、甲状腺癌、宫颈癌、肝癌、食管癌、子宫癌、卵巢癌。其中位居前3位的肺癌、胃癌和肝癌发病数已接近所有癌症发病数的50%。下面，我们就参考2018年北京健康管理协会组织专家撰写的《防癌体检规范专家共识》，将位居死亡率前8位的肺癌、胃癌、肝癌、食管癌、结直肠癌、乳腺癌、宫颈癌、甲状腺癌的高危人群的特征，分别概括整理如下。

1. 肺癌高危人群的特征：

（1）50岁以上。

（2）有肺癌家族史。

（3）长期大量吸烟。

（4）经常被动吸烟。

（5）有慢性支气管炎、肺结核、慢性阻塞性肺病等病史。

（6）大量接触氡、铬、石棉和无机坤等放射性污染。

（7）长期处在煤气、厨烟、沥青、焦油等污染环境。

（8）长期生活在空气严重污染地区。

（9）从事经常接触石棉、铀、氡的职业。

2. 胃癌高危人群的特征：

（1）40 岁以上。

（2）有胃癌家族史。

（3）患有萎缩性胃炎。

（4）经常过量喝酒。

（5）长期大量吸烟。

（6）原因不明的贫血。

（7）经常左上腹疼痛。

（8）幽门螺旋杆菌感染较严重。

（9）吃饭不规律。

（10）长期吃烧烤、腌制等高盐食物。

3. 肝癌高危人群的特征：

（1）40 岁以上的男性和 50 岁以上的女性。

（2）有肝癌家族史。

（3）有乙肝病史或肝炎病史。

（4）长期大量喝酒。

（5）常吃霉变食物。

4. 食管癌高危人群的特征：

(1) 40 岁以上。

(2) 有食管癌家族史。

(3) 有上消化道异常症状。

(4) 生活在食管癌高发地区。

(5) 患有食管癌前疾病或癌前病变。

(6) 经常吸烟或大量喝酒，喜吃烫食。

5. 结直肠癌高危人群的特征：

(1) 40～69 岁。

(2) 有结直肠癌家族史。

(3) 大便潜血阳性。

(4) 患有结肠息肉。

(5) 患有慢性结直肠炎。

(6) 大量吃肉，很少吃蔬菜。

6. 乳腺癌高危人群的特征：

(1) 40～60 岁女性。

(2) 有肿瘤家族史。

(3) 未婚、未育。

(4) 未哺乳。

(5) 绝经后肥胖。

(6) 有乳腺手术史。

(7) 初产年龄超过 35 岁。

（8）长期接受雌激素替代治疗。

（9）长期精神压抑，心情郁闷。

（10）乳腺有肿物或乳头有溢液。

7. 宫颈癌高危人群的特征：

（1）多孕、早产、多产。

（2）过早有性生活。

（3）经常口服避孕药。

（4）吸烟、吸毒、营养不良。

（5）长期精神压抑，心情郁闷。

（6）自己或配偶有多个性伴侣。

（7）HIV 感染或其他性传染疾病。

（8）曾患有生殖道 HPV 感染，单纯疱疹病毒。

（9）免疫功能低下，如 HIV 感染者、化疗者。

8. 甲状腺癌高危人群的特征：

（1）有恶性肿瘤病史。

（2）有甲状腺癌家族史。

（3）头或颈部做过放射治疗。

（4）长期接受雌激素替代治疗。

（5）长期精神压抑，心情郁闷。

（6）碘摄入量过多或不足，甲状腺激素分泌异常。

（7）有自身免疫性疾病，如甲状腺肿大或甲状腺结节。

　　需要明确的是，以上每一种癌症高危人群的特征，只要具备其中之一，就有患这种癌症的可能性，具备的特征越多，患这种癌症的可能性就越大。

　　2018年，中央电视台新闻联播节目报道了我国农村癌症早诊早治项目，至2017年8月已覆盖200多个县，该项目对高危人群进行了免费筛查，重点是针对易出现早期症状的癌症。例如食管癌、贲门癌、胃癌等，在筛查的186万人当中，已发现和确诊2万多患者，其中约有86％的人能得到及时有效的治疗。

　　早诊早治项目由中央财政拨款，政府部门负责组织，指定医院具体实施，对癌症高危人群进行大规模筛查，从而做好对广大癌症患者的早诊早治工作。

　　虽然我国早诊早治项目已经取得很好成绩，但还远不能满足大多数人防治癌症的需求。我认为，除了实施早诊早治项目的筛查工作外，更重要的工作应当是大力开展群众性防癌医学知识普及教育，让广大的群众深刻认识和理解癌症早查、早诊、早治的重大意义，从而提高参与早查、早诊、早治筛查活动的主动性，把癌症早查、早诊、早治变为广大人民群众的自觉行动。尤其是对癌症高危人群来说，这项普及教育工作显得更为重要和迫切。

8 种常见癌症的早期信号

2019 年 1 月,我国发布了中国癌症统计报告——《2015 年中国恶性肿瘤流行情况分析》(癌症统计一般有 3 年延迟),从全国符合标准的 368 个癌症登记点汇总的数据,可以看出我们国家平均每天超过 1 万人被医院确诊为癌症。因此为了自己和家人的健康,每个人都应当学会判断自己是否属于癌症高危人群,还必须熟知癌症的早期信号。下面,就把发病率最高的 8 种癌症常见的早期信号,分别罗列出来以供大家参考。

1. 肺癌。

由于肺部病灶及分泌物刺激所引起的经常咳嗽;痰中有血丝或血块;胸部或两肋处固定位置常有发闷、钝痛;因病灶感染引起全身发热;肺部透视有阴影或结节。

2. 胃癌。

左上腹时常隐痛,有时像心口痛;饭后有饱胀感;进食不畅,吞咽困难和食物反流;胃部不舒服或有疼痛,服止痛药或抑制胃酸的药均不能缓解;持续消化不良。

3. 肝癌。

右上腹有疼痛感；口干、烦躁、失眠；牙龈或鼻腔出血；食欲下降，消化不良，饭后常有腹胀感；右侧腹部疼痛，全身关节酸痛，腰背部疼痛较明显；常有发热和出汗现象；消化功能紊乱，反复腹泻，感觉乏力，日渐消瘦。

4. 食管癌。

常有吞咽不适或吞咽时食管有异样感觉，主要是由于食管癌早期阶段局部小范围黏膜充血、肿胀、糜烂，表浅层溃疡和小斑块病变原因所引起的。

5. 结直肠癌。

包括结肠癌和直肠癌。出现便血或粘血便或黑便；大便习惯改变，突然出现持续腹泻或便秘，或两者交替；消化不良，持续腹痛；贫血，消瘦，乏力，出现腹部肿块。

6. 乳腺癌。

乳腺有肿块，或原来的小肿块突然变大；乳头溢出淡黄色液体；乳房皮肤出现如同小酒窝的小洼陷，或呈现橘皮样改变；两个乳房突然出现明显的不对称；身体明显消瘦并伴有疲倦、乏力、低热、食欲差等现象。

7. 宫颈癌。

大多数健康妇女正常月经大约是每 28 天一次，平时不会出现阴道流血,如果出现异常的阴道出血,例如性交后阴道出血等,就有可能是宫颈癌的发病征兆。

8. 甲状腺癌。

甲状腺单个结节比多发性结节癌变的风险大;结节生长得比较快;单个结节直径超过 2 厘米;结节出现钙化点;结节伴有淋巴结肿大及疼痛感;声音嘶哑,吞咽困难,呼吸困难,咳嗽时痰中有血。

在现实生活中,癌症的种类有很多种,绝不只有以上这 8 种,但这 8 种癌症则是临床最常见的,发病人数占所有癌症发病总人数的 80% 以上。也就是说,如果能有效防治这 8 种癌症,那么,防治癌症的成功概率至少在 80% 以上。

每一个人,尤其是癌症高危人群,为了做好防治癌症的功课,都应学习和了解各种癌症的早期信号,如果对照发现自己出现某种癌症的早期信号,就应高度重视并尽早到医院检查诊断。当然,也大可不必草木皆兵、杯弓蛇影,我们对待癌症的态度应当是:在战略上藐视它,在战术上重视它。

另外,我们还应注意以下事项:

第一,看病诊断时,应把诱发癌病的危险因素,例如家族遗传史、年龄、患病史、身体状况,尤其是不良生活习惯等,联系起来一并提供给医生综合考虑。

第二,有些癌症病变较隐蔽,早期信号不明显,例如肝癌、肠癌等,仅会出现一些身体不适等。

第三,以上所列的症状,均是癌症的早期信号,而中晚期症状则与之有所不同。

总之,我们应清醒地认识到,癌症高危人群的特征和癌症的早期信号是我们抗击癌症病魔的两道重要的警戒线,只有把与癌症病魔决战的战场,果断地选择在这两道重要的警戒线内,我们远离和战胜癌魔的把握才会更大。

目前,医学界公认,绝大多数癌症都由不良生活习惯引发。要远离和控制癌症病魔,根本出路在于预防,在于改变不良生活方式,养成良好的生活习惯,这才是防癌最重要的关键点。

不要把癌症当绝症

怎样与凶残的癌症病魔抗争？每个癌症患者都会做出自己的选择。在现实生活中，我们发现只有面对现实能够坚强乐观的人，甚至面对死亡也能坦然自若的人，才能在与癌症病魔的殊死搏斗中绝处逢生，赢得大逆转。

辽宁卫视曾播出癌症患者王女士战胜病魔的传奇故事，震撼了亿万观众的心。后来，王女士又作为歌手参加了中央电视台《越战越勇》节目，她讲述了自己身患甲状腺癌已至晚期，但最终战胜癌症病魔的详细经过，情节非常感人。

下面，就与大家一起来分享。

王女士，1987 年出生，职业护士。

在 8 岁时，王女士脖子上长了一个蚕豆大的肿块，爸爸带她去医院检查，结果切片化验显示为甲状腺恶性肿瘤。不久医生就为她做了手术，但因肿块未能切除干净，3 年后再复查时发现癌细胞已经转移到血液里。看到化验报告时，父亲一屁股就瘫坐在地板上，感觉天都塌了下来。

年仅 11 岁的她在治疗中病情恶化，经常大口咯血，为了不让家人看到，她常偷着去卫生间咯血。爸爸偶然发现后心痛至极，而她却开玩笑地对爸爸说"你给我讲个笑话呗"，以此来为爸爸分忧。孩子的坚强乐观,让全家人决不放弃的信念愈加坚定。

王女士 16 岁时,在经过一段时间的化疗和服药后,爸爸又带她到北京的医院做进一步检查,结果诊断书上赫然打印着令人恐怖的一行黑字:"甲状腺恶性肿瘤,已呈双肺弥漫性转移、淋巴转移和骨转移。"

天哪!这种厄运落到谁身上,都足以令其精神崩溃,何况是豆蔻年华的少女。在最煎熬的那段日子,他们全家人选择了坚强面对。爸爸并没有对女儿隐瞒实情,趁全家人一起包水饺时,他跟女儿简单地讲述了一下病情,而后就一如既往地鼓励女儿说:"孩子,没事的,该玩就玩,该上学就上学。"

爸爸妈妈一直把女儿当作正常的孩子,总是竭力掩饰心中的悲痛,从来都不在她面前哭泣,让她每天看到的都是笑脸。王女士自己心里也很清楚,一定要好好活着,决不能放弃,只有这样才是对父母真正的孝顺。

王女士靠着自己的顽强和全家人的鼓励,始终快乐地学习和生活,每天都尽情地享受灿烂的阳光,但她心里非常明白,幸运女神可能会随时离她远去。为此,她决定在告别这个世界之前,参加一次唱歌比赛。

21 岁时,王女士给中央电视台《星光大道》栏目组写信,申请参加唱歌比赛,并详细介绍了自己的患病情况,还表示愿意在病故后捐献自己身体的器官。

可能是因为她对美好世界的眷恋不舍,也可能是因为她感染力极强的灿烂笑容,更可能是因为她面对死亡坦然自若的超凡气度,终于感动了幸运女神,北京煤炭总医院的医生打来电话,愿意为她做一次努力。

经过 6 个半小时的手术，王女士终于获得了新生，从此她继续坚持化疗，并快乐地学习和生活。但她并没有忘记那些救治她的好心的医生，也没有忘记医生护士做手术时满头的汗水和被汗水浸透的手术服。

她心里总在想，自己也应当为其他病人做点儿什么，于是经过认真学习，她从事了护士工作。

从死亡线上挣脱出来的王女士，最能体谅患者的疾苦，总是以她甜美的微笑面对每一位患者，并尽力为他们排忧解难，她还时常把自己的经历拿来与患者分享，以帮助他们树立战胜疾病的勇气和信心。

终于有一天，上帝颁给王女士一个最高的奖赏，医生对她说："你已经痊愈了，可以结婚生孩子了。"

如今的王女士，在医院任护士，工作十分称心，生活非常幸福，已经是 2 岁的健康小女孩的妈妈。她的歌声更动听了，她的笑容也更灿烂了。

我们从这个动人的传奇故事中，能看到什么和悟出什么？如果让我来回答这个问题，那我就会说：从王女士战胜癌症晚期病魔的传奇故事中，让我们能看到，医院的领导和医生之所以敢冒巨大风险，为她进行手术，正是被她抗击癌魔的超强正能量和面对死神的超然自若所感动。

应当说王女士是凭借自己特有的个性和魅力，才赢得了幸运女神的特别眷顾。

从王女士战胜晚期癌症的真实经历中，我们能悟出很多人生哲理，无论是什么癌症都有生存和治愈的希望，我们千万不要把癌症当绝症，面对任何危重疾病都应当坚强乐观，永怀感恩，笑对人生，决不放弃，要相信最好的药是心灵的灿烂阳光，只要不断努力就可能创造奇迹！

用歌声战胜癌魔

医院下达了 18 次病危通知书,但他靠坚强的意志与癌症病魔抗争,成功摆脱了死神的纠缠,创造了一个生命的奇迹。这个人就是中央电视台 2017 年 12 月《越战越勇》栏目的挑战选手郑先生,他演绎了又一个催人泪下的感人故事。

郑先生,30 岁,有一个 8 岁的儿子和一个 4 岁的女儿。为了让全家人过上好日子,他从搬运工、业务员做起,经过多年打拼,终于升任省级营销代理,家中买了车也盖了新房。正当日子一天比一天好时,他腹部出现了持续疼痛,2016 年 6 月到上海肿瘤医院检查,当即被确诊为结肠癌晚期。看到诊断报告时,他感到天都塌了下来,爱人此时已哭成了泪人。他赶紧打电话告诉父亲,当父亲赶到上海后,他不敢正眼面对,感到对不起他老人家,也对不起全家人,他毅然决定放弃治疗,决不拖累全家人! 他心里想,好不容易组成了幸福的家庭,绝不能因为自己的治疗而使这个家庭人财两空!

但是,他这个决定遭到全家人的一致反对,父亲对他说:"不管花多大代价也要治疗! 哪怕是再苦再穷,这个家也能为你遮风挡雨,你是家里顶梁柱,一定要撑下去,你要是倒下了,这个家就真的完了。"爱人对他说:"你若放弃治疗,我也可以跟你一起走,但你想一想,我们能放弃孩子吗? 省下多少钱也买不来你多陪我和孩子的一天啊!"他心痛地对爱人说:"过去我是潜力股,能给你们带来幸福,可现在连续跌停了,放弃治疗可省下钱来让我爸妈抚养孩子,你趁年轻再找个人嫁了吧。"爱人流着眼泪对他说:"你想得也太简单了,如果不治疗,人很快就没了,治疗的话哪怕能多活一天也好,儿子也能多跟随你长大一天,让他看到坚强的爸爸,学着爸爸的样子,将来也一定能扛起这个家。"

在家人的动情鼓励和坚定支持下,郑先生感到自己原先的想法太狭隘了。他毅然做出了新的决定,为了家人一定要与癌魔抗争到底,一直尽力到无能为力!

他开始做第一次化疗,由于患结肠癌一直都不能正常吃饭,他的体重从 80 千克降到 51 千克。此刻,瘦弱的身体根本无法抵挡化疗的副作用,化疗药物刚输进身体,心跳就达到了每分钟 170 多次。他立即被送进急救室,当天晚上总算是扛了过去,紧接着又做了 4 次化疗,头发开始大把掉,每顿饭都是吃一碗吐半碗。他反复对自己说:"我一定要坚强,我一定要活着,我必须要撑下去!"他终于渡过了化疗难关。

过了一段时间,他问医生自己能否进行手术,医生对他说,癌细胞已经转移到肠系膜、肠腹膜、髂血管和淋巴,手术已经没多大意义了,并且还有很大的风险,整个腹腔就像马蜂窝,一旦捅上去后果不堪想象。他问医生手术的成功率是多少和不做手术的后果,医生告诉他手术成功率不到 3%,而不做手术最多还能活 9 个月。此时他想起了爱人的那句话:"哪怕治疗能多活一天也好。"于是他下决心再搏一把。

第一次手术后就出现了肠梗阻并发症,为能使肠子畅通,医生让他反复坐电梯到 23 层再顺楼梯跑到 1 层,父亲扶着他不知跑了多少趟,终于把肠子跑通了。过了 11 天又做了第 2 次手术,当肚子剖开后,医生发现肠梗阻已造成小肠全变黑了,并出现 5 个穿孔。这次手术后他立即被推进重症监护室,那里有 12 个床位,当天就有 4 位患者去世,他住的 4 天里病房里就走掉 16 人。但他终于挺了过来,是 4 天当中唯一活着出来的病人。一年多的时间,医院下达了 18 次病危通知书,他共做了 8 次手术。医生钦佩地对他父亲说:"从没见过这么坚强的人,小肠有 5 个洞还能活下来。"

为了激发自己的斗志,郑先生在最艰难的日子,只要是能喘气就不停地唱歌,哪怕是打吊针和鼻子里插管子的时候,他也坚持哼唱。后来医院让他回家休养,刚到家时身高 180 厘米的他体重只有 40 千克,但他仍然坚持唱歌,手拿麦克风就像战士紧握钢枪,始终充满着抗击病魔的必胜信心。

在家休养了两个月后,他去医院复查,体重竟增加了 15 千克,医生十分惊讶地对他说:"就这样养着吧。"又过了两个月,他体重达到 60 千克,感觉身体越来越棒,与正常人没啥两样。在他多次要求后,医院再一次为他做 CT 复查,诊断报告出来时,主任觉得报告可能有误,就打电话去询问 CT 室,在确定无误后,竟不敢相信诊断结果——已经康复,所有扩散的肿瘤踪影全无!

郑先生顽强与癌魔抗争的故事和他饱含激情的歌声,震撼了现场所有观众,也征服了评委,他当之无愧地获得这期节目的银话筒奖。中央电视台主持人杨帆动情地说:"他是用生命歌唱,用歌声战胜了癌症病魔。"

我流着泪看完这一期节目。我总在想,在癌症病魔面前,人的生命有时是那么脆弱，有时又是那么强大。郑先生是一个坚强的人，也是一个聪明的人，他知道面对癌症病魔，唯一的生路就是与它抗争到底。他从家人的挚爱中吸取了巨大的能量，从亲人的期盼中获得了强大的动力，让自己的意志变得无比坚强，也让自己的生命变得无比强大，即便是凶残的晚期癌症病魔来到他面前，也不得不甘拜下风。

这个抗癌故事生动感人，对普通癌症患者积极与病魔抗争并夺取胜利，有很大的启发意义和激励作用。我们也应看到，随着医学不断发展和医疗条件不断改善，许多癌症的治疗技术也逐步趋向成熟，例如甲状腺癌、肠癌、前列腺癌等，相对来说更容易治疗，患者痊愈率也相对更高。然而从总体上看，我国癌症患者痊愈率还处于较低水平，广大人民群众所面临的防癌抗癌形势依然十分严峻。

第六章
科学服药讲究多

聪明的患者在拿到医生开的药方时，总会考虑该不该吃这个药，药的功效是什么，怎么把握服药的量，用什么方法服用，什么时间服用效果最好，应注意哪些禁忌，要当心哪些副作用等一系列问题。

现如今，肥胖、高血压、糖尿病、血脂紊乱、心脑血管疾病和癌症等疾病已经成为常见病，涉及千千万万的患者及家庭。在治疗这些疾病时，如何科学服药也已成为广大人民群众必须掌握的医学常识。为此，我们每一个人为了自己也为了家人，都应认真学习相关的医药知识，提高科学服药的意识，掌握科学服药的方法。

不吃降压药，害惨一家人

在肥胖、高血糖、高血压和血脂紊乱这 4 种代谢疾病中，高血压的危害最为显性和突出。为了预防急性心脑血管疾病，高血压患者须吃降压药，否则将可能发生心肌梗死和脑梗死等，后果严重。我身边的两个案例，就足以说明这个问题。

我有一位老朋友，在南京某机关单位工作，身体挺好的，只是血压有点儿高。但他没按医嘱吃降压药，在 59 岁即将退休时，突然有一天中风了，幸亏抢救及时才保住性命。只是从此他就半身不遂坐上了轮椅，因家住 5 层楼爬楼困难，就只好租住在一间简陋的小平房里。虽然雇了护工照顾他吃喝拉撒睡，但还是牵扯了家人、亲戚和朋友的许多精力和财力，直到他 73 岁时突发心肌梗死去世。他请的护工是一位农民，照顾他 10 多年，在 50 多岁时发现自己也患了高血压，就赶紧去看医生并吃降压药，几年下来还找到了最适合自己的降压药，每天都坚持吃，一直把血压控制得很好。他没多少文化，但能认真吸取他人的教训，这就是聪明的患者。

下面这个案例就更悲剧了。

2011 年夏季的一天，我有一位转业在济南工作的老战友，听说我回济南了，他就亲自开车带着我去城郊的景区游览。我们在一起聊到了养生保健，他说现在经常进行俯卧撑、举哑铃和仰卧起坐等运动,还撩起衣衫让我欣赏他健美的腹肌。

他说近几年体检除了血压比较高外,其他的指标都正常。我问他吃降压药没有,他说没吃,因为从来都没有不适的感觉。我直截了当地对他说,你看似健壮的身体其实有两大隐忧:一是年龄大的人经常进行无氧运动对身体是弊大于利,二是高血压患者不吃降压药潜伏着巨大风险。我还把自己学习养生的心得讲给他听,但他好像没有完全听进去。

2012年夏季的一天,济南另一位老战友打来电话告诉我,这位老战友在一次喝酒后,血压骤然升高造成脑干大出血成了植物人。天哪! 尽管我知道高血压危害甚大,但绝没有想到在老战友身上来得如此之快和如此之猛。

过了不久,我去济南看望这位老战友,抱着唤醒他的一丝希望,我靠近他耳边大喊了几声:"老战友,我从南京来看你啦!"只见他纹丝不动,毫无反应。

为了能让他苏醒和康复,他爱人辞去了外企高薪工作,住在医院照顾他的吃喝拉撒睡,还雇了一位按摩师每天不停地为他按摩。另外,他爱人的两个妹妹和他正在上大学的儿子,也都参加了每天的轮班护理工作。

更为悲剧的是,又过了几个月,我另一位老战友打电话告诉我,那个植物人战友爱人的小妹妹因夜间参与护理没休息好,第二天早晨昏昏沉沉去买早点,结果刚走出医院大门,就被一辆摩托车撞成脑震荡,三天后就在医院去世了,不到50岁。

实在让人遗憾啊。一个人生病就够惨了,全家人都要跟着遭罪,还让亲人付出了生命的惨重代价!

2013年夏季的一天,济南的老战友打来电话说,成植物人状态近一年的这位老战友去世了,年仅62岁。

如今,每当我再想到这位老战友时,就会感到十分心痛,看上去他身体挺棒的,只是血压有点儿高,竟遭遇如此厄运,真让人不敢相信。

这个教训太深刻了,它提醒和告诫人们,珍爱自己的生命,不仅属于个人的事情,也关系到全家人的福祉。为爱你的人和你爱的人,一定要多学一点儿养生保健知识,该吃的药一定要吃,任何人都不能存有侥幸心理。

不规律服用降压药隐患大

国家心血管疾病中心发布信息,至 2018 年年底,我国高血压患者人数约 3 亿。对高血压患者来说,怎样科学服用降压药已成为常识问题,但由于很多患者不重视学习,因此就不能科学服药,也就不能获得预期的降压效果。所以,高血压患者尤其是初患高血压的患者,为了少走弯路,应主动学习服用降压药的相关知识。

高血压患者必备的常识

高血压有 2 种类型:继发性高血压和原发性高血压。

继发性高血压的病因明确,例如服药、内分泌紊乱、精神压力大和肾血管病等原因;原发性高血压的病因尚不明确,一般多认为是由遗传等因素引起。

继发性高血压患者,在消除引发血压升高的原因后,即能获得根治,因此可以不再服用降压药;原发性高血压无法根治,所以需要长期服用降压药。

临床统计,90％以上的高血压患者均为原发性高血压。

高血压患者最忌讳不规律地服药,因为不规律地服药会造成血压忽高忽低,血压忽然升高容易诱发脑出血,血压突然降低容易引发心肌梗死或脑梗死。

目前临床常用的降压药有 5 大类：血管紧张素受体拮抗剂、血管紧张素转化酶抑制药、CCB 钙通道阻滞剂、β 受体阻滞剂和利尿剂等。每一大类中又有多种药。高血压患者服用哪种降压药，应当听从医生建议。

为了协助医生准确诊断，患者可在家中用上臂式电子血压计测血压，每天应测两次，一次是早餐前静坐 10 分钟后测，一次是晚上睡觉前静坐 10 分钟后测。在就诊时，将 7 天血压测量结果登记后，提供给医生做参考。我常用上臂式血压计自测血压，为了测量准确，会先去医院请医生用水银柱血压计测血压，然后再自测并将两个结果对比，若误差过大，就需修正或更换血压计。

降压药应在每天清晨服用

一般情况下，人的血压波动有一定的规律，即每天都会有两个高峰和一个低谷，两个高峰一般是清晨 7～9 点和下午 4～6 点，一个低谷是凌晨 0～2 点。

每天清晨服用降压药，对第一个高峰有较好的降压效果，对第二个高峰也有一定的降压作用。

如果清晨忘记服药，可在中午前补服。如果晚间才想起当天漏服，可以测量一下血压，若血压明显高就可服用一半，若血压比较平稳则不必服用，个别患者夜晚血压升高，需睡前服用降压药。

高血压患者尤其要注意，晚上服用降压药一定要慎重，因为可能会导致血压在凌晨的血压低谷期降得过低，从而增大心脑血管不幸事件发生的概率。决定晚上服药，一定要先咨询医生，有的患者会被医生要求需要测量 24 小时动态血压来进行用药指导。

长效降压药与短效降压药的区别

长效降压药降压作用起效较慢,但药效维持时间较长。长期服用长效降压药,对血管的刺激作用比较平缓,对血管的伤害作用也比较小。

短效降压药降压作用起效较快,但药效维持时间较短。如果长期服用短效降压药,对血管的刺激作用会呈波动性,有可能会造成血管松弛和弹性变差。

在多数情况下,医生会向患者推荐长效降压药。在某些情况下,医生也会向患者推荐短效降压药。

服用长效降压药的患者,若遇到血压骤然上升至高压 170 以上并且居高不下,通常可加服长效降压药。如果仍不能把血压降下来,应再去医院就诊,最好要有家人陪同,向医生说明情况。医生针对这种病情,可能会建议患者服用短效降压药,因为血压居高不下可能诱发脑梗死或脑出血。

从某种意义上说,短效降压药属于急救药,当患者血压快速升高后,一般服用后不到 1 小时即可降压。因此,有些患者须按医嘱常备短效降压药,在必要时服用。

长效降压药不应掰开或嚼碎服用

长效降压药的构成是:短效降压药成分加缓释技术,或短效降压药成分加控释技术。

通常缓释药片上有个小洞,药物作用可以通过小洞逐步释放;控释药物表面有一层膜,药物的作用可以恒定平稳释放。这两种特殊的药物制作工艺,能够延缓或控制短效降压药的释放速率,使药物疗效随着时间延长而逐步释放。

如果把长效降压药掰开或嚼碎,就会破坏药效的释放机制,使药效不能正常发挥,甚至会使药物成分迅速地释放,从而引发不良后果。所以,大多数长效降压药,无论是缓释药还是控释药,都不应掰开或嚼碎服用。若一种药降压效果不好,患者不要擅自加量,而应在医生指导下服用二种药为宜。

另外,还有一种标识"肠溶"的药,也不应掰开或嚼碎服用,例如奥美拉唑肠溶胶囊,其表皮可避免胃酸破坏导致药物失效,当药物到达小肠后再释放药效,如果掰开或嚼碎服用,药效就不能正常发挥。也有少数药物例如单硝酸异山梨酯缓释片、美托洛尔缓释片等,因其作用是通过多单元的控释小丸缓慢地释放,所以可以掰开服用。

总之,无论服用什么药,患者都应阅读药物说明书并征求医生意见,说明书中会明示是否可以掰开或嚼碎服用。

与感冒药同时服用会影响降压效果

降压药与治疗感冒的镇痛解热药同时服用,会影响降压效果,因为这两种药的治病机理不同。

降压药的治病机理是扩张血管,而镇痛解热药的治病机理是收缩血管,如果这两种药同时服用,就会使药效相互抵消,从而降低治疗效果。

因此,长期服用降压药的患者,在服用感冒药时应避开服用降压药的时间,可间隔 2 小时后再服用。服用感冒药后还应注意监测自己的血压。

保健品不能代替降血脂药

《中国心血管病报告 2017》指出："心血管病防控的核心策略就是综合风险控制，其中危害最大的是三高（高血压、高血脂、高血糖）问题，特别是当前血脂异常防控工作明显滞后。"

医学上也把血脂异常称为血脂紊乱，日常人们更习惯称之为"高血脂"，实际上它们是一回事儿。

在引发心脑血管疾病的过程中，肥胖、高血压、高血糖和高血脂都扮演了非常重要的角色，其中领衔主演的毫无疑问是高血压和高血脂。目前我国高血脂患者人数大约有 8 000 万人，所以，降脂已经成为广大人民群众防治心脑血管疾病的重要环节。

心血管病专家胡大一教授说，一手抓血压，一手抓血脂，才能遏制我国心脑血管疾病的高发势头。

在日常生活中，我们通常讲的高血脂，就是指血液中的甘油三酯偏高、总胆固醇偏高、低密度脂蛋白胆固醇偏高和高密度脂蛋白胆固醇偏低。把其中偏高的指标降下来就称为降血脂。

降血脂的最好方法是，减少和控制饮食胆固醇摄入量，坚持有氧耐力运动。但如果持续用这些方法不能改变高血脂状况，就须按医嘱服用降血脂药，简称"降脂药"。

临床上常用的降脂药主要有五大类：他汀类、贝特类、烟酸类、胆酸螯合剂和胆固醇吸收抑制剂。每一类又有许多种不同的降血药。每一种降脂药都有特定的适用人群,患者服用哪一种降脂药,应当听从医生的建议。在服用降脂药时,患者还须具备服用降脂药的有关常识。

降脂药的适用对象

降脂药适用于甘油三酯偏高、总胆固醇偏高、低密度脂蛋白胆固醇偏高和高密度脂蛋白胆固醇偏低的患者。

当然,降脂药同样适用于心脑血管疾病患者。

作为心脑血管疾病患者,即便是血脂的各项指标都在正常范围内,也应当遵医嘱服用降脂药。因为化验单上的血脂各项指标正常范围的参考标准,是针对一般的健康成年人的,并不适用于心脑血管疾病患者。

科学研究和临床实践表明,心脑血管疾病患者血脂的各项指标标准应当更加严格。例如很多医生都建议心脑血管疾病患者把低密度脂蛋白胆固醇的标准,设定在低于化验单的正常范围参考值的低限以下更为适宜,认为这样"矫枉过正"一点儿,才能有效降低患者发生心脑血管疾病大风险的概率。

实际上我患冠心病初期,几次测得的低密度脂蛋白胆固醇并不高,平均为 2.69 mmol/L,在正常范围参考值的低限 2.07 mmol/L 与高限 3.37 mmol/L 的中间位置,但我吃了降脂药并控制饮食和加强运动后,一直保持在低限 2.07 mmol/L 以下。所以,心脑血管疾病患者即便是血脂的各项指标都在正常范围内,也应当遵医嘱服用降脂药。

降脂药一般需要长期服用

心脑血管疾病患者服用降脂药,可稳定动脉粥样硬化斑块,阻止血管狭窄进一步发展,还可降低心脑血管疾病大风险的发生概率,但要长期服用降脂药,才能逐步见效。

根据用药种类及用药量的不同,一般需要坚持两周甚至两个月才能明显见效,通常服用降脂药两个月左右,会产生最大的降血脂作用。如果此时继续坚持服药,就可以平稳保持降血脂效果;如果停止服药,血脂很快就会重回服药前的水平。所以,降脂药一般需要长期服用。

服药后不能高枕无忧

当饮食和运动疗法不能改变血脂紊乱状况时,高血脂患者就需要服用降脂药。但是,服用降脂药的作用,并不能完全取代饮食和运动疗法。若服用降脂药后放弃饮食和运动疗法,那么,即使服用再多降脂药,也不能取得良好的降血脂效果。

所以,高血脂患者服用降脂药后也不能高枕无忧,只有充分发挥控制饮食、加强运动和服用降脂药的联合作用,才能取得最好的降脂效果,同时也对降血压有很好的促进作用。

从2008年开始,我一直服用降脂药,并坚持控制饮食和加强运动,例如一直到现在我都基本不吃蛋黄和肥肉,一直坚持每天走路,所以甘油三酯和低密度脂蛋白胆固醇始终都保持在正常值参考范围的低限以下水平。

服用降脂药的最佳时间

因为人体内的胆固醇合成主要是在晚上进行，所以服用降脂药的最佳时间是每晚睡眠前，在这个时间段服用降脂药，能够取得最好的降血脂效果。

也须注意，洛伐他汀类药物应与食物一起服用，而缓释剂型的洛伐他汀类药物则应空腹服用。

如果同时服用他汀类和贝特类两种药，为减少不良反应，宜早晨服用贝特类药，晚上服用他汀类药。

保健品不能取代降脂药

我曾问过许多医生，服用保健品能取代服用降脂药吗？他们的一致回答是：不能。

有一位医生曾经对我说，你也不动脑筋想一想啊，如果服用保健品能够降血脂的话，那为什么不申请批准为降脂药再来卖，那样不就更好卖了吗？

现在，市场上的很多保健品都披上了降血脂、软化血管和清除血管垃圾的漂亮外衣，其广告宣传也吹嘘得天花乱坠、神乎其神。其实，它们都未经国家药品监督管理局的检验审查和批准，也都没有临床的验证支持。

所以，高血脂患者和心脑血管疾病患者，不能用保健品替代降脂药，而应当到正规的大医院让临床经验丰富的医生做诊断，并开出适合自己的降脂药。并且，服用任何降脂药，都应监测身体有无异常症状，如果有异常症状，应立即报告医生，由医生决定停服或改服其他药。

降血糖药如何服用效果好？

根据第 9 版《IDF 全球糖尿病概览》预测，2019 年我国将有 1.16 亿名成年人患有糖尿病，且每年的患病率呈不断上升的趋势。

糖尿病从本质上讲，是一种弥漫性的血管疾病。尤其可怕的是糖尿病并发症，发生最多的是糖尿病眼病、糖尿病足、糖尿病肾病和心脑血管疾病等。

若发生糖尿病并发症，则对患者身体危害极大，治疗难度也很大。因此，糖尿病患者应当科学服用降糖药，控制好血糖，预防发生糖尿病并发症。

临床常用的口服降糖药有 5 大类：葡萄糖苷酶抑制剂类、噻唑烷二酮类、磺脲类、双胍类和苯甲酸类。每一大类降糖药又有许多种药，患者服用哪种药，应当听从医生的建议。

医生在做决定之前，一般需为患者测定血糖值，一周内至少测 2~3 天，每天至少测 5 次；具备条件的患者也可按照医生的要求，自己测定血糖值。医生依据血糖值的测定结果及其他症状，为患者制定出科学合理的服药方案。

通常，糖尿病患者有两种类型：一种类型是基础血糖高，一种类型是餐后血糖高。

这就需要有两种不同的降糖药分别对症治疗，即：基础血糖高的患者应当服用长效降糖药,而餐后血糖高的患者应当服用短效降糖药。

若糖尿病患者胰岛功能损伤不严重,并可用饮食和运动控制血糖水平,就不必终身服用降糖药。

若糖尿病患者胰岛功能损伤较严重,由于医学治疗不能根除糖尿病,因此就需终身服用降糖药。

糖尿病患者属于哪一种类型,需要吃哪种降糖药,应由医生做决定。医生会根据患者病型、血糖高低、身体胖瘦、年龄和肝肾功能等情况对症下药。

降血糖药何时服用效果好?

由于各种降糖药的起效时间、作用强度和持续时间不同,医生需根据患者病症决定用哪种降糖药,并确定服用药物的时间。如果患者选错药或选错服药时间,非但没有效果还可能加重病情。

葡萄糖苷酶抑制剂类降糖药,应在每天吃第一口饭时服用。因为此类降糖药不但能延缓饮食中的碳水化合物分解成葡萄糖的过程,还能延缓小肠对已分解的葡萄糖吸收的过程,从而达到稳定降糖的目的。若在饭后服药,就会明显降低药效。

格列奈类降糖药,应在饭前 5~15 分钟服用。因为此类降糖药物起效时间较快,作用时间也相对较短,如果服药提前的时间过长,就可能发生低血糖。

磺脲类降糖药,应在饭前 20~30 分钟服用。因为此类降糖药物起效时间较慢,作用时间相对较长,主要降低餐后血糖,也可降低基础血糖。

如果漏服降血糖药怎么办？

如果漏服降血糖药,应等下一次恢复正常服用即可。如果因漏服降糖药导致血糖升高,一般不会有大问题,因短时间高血糖不会对身体造成严重伤害。

但出现严重低血糖,短时间就可能对中枢神经系统和脑组织造成不可逆的损伤。治疗低血糖方法很简单,喝杯糖水或吃颗糖果或几块饼干,很快即可升高血糖。

所以,须牢记降糖药宁可漏服,也不能多服。

如何识别药品包装？

国家食品药品管理监督总局提示,患者须注意药品有通用名、商品名和化学名之分。

通用名:是全世界都可通用的药品名称。任何药品说明书上都须印有通用名,例如阿司匹林肠溶片。

商品名:是生产厂家自行确定的药品名称。通常商品名是经药品监督管理部门核准的产品名称,也是在药品宣传广告里常见的药品名称。

由于生产厂家不同,在一个通用名下,可有多个不同的商品名称。例如某药品的通用名为瑞格列奈片,江苏某制药厂生产的商品名是孚来迪,而丹麦某制药厂生产的商品名则为诺和龙。

化学名:是根据药品的化学成分确定的化学学术名称。

糖尿病患者应从正规医院看病取药,千万不要轻易相信广告宣传的所谓新药。

2018 年中央电视台播出一则新闻,河北省执法部门查处了一大批制造假药的案件。不法分子用早已淘汰的制药剂,加工成所谓的新型降糖药,再利用各种广告宣传方式,大肆吹嘘新药是纯天然中药材制成,无任何副作用,吃了新药其他药就不用吃了。此类养生广告诱使许多老年人上当受骗,吃了这种药后血糖出现大幅波动,有的患者险些发生生命危险。前面已说过,短时间的血糖升高对身体影响不大,而血糖过低就可能会要人命。

最后,请大家记住,处方药是医生开具处方后才能购买和服用的药品,这类药通常都有一定的副作用,需在医生指导下服用。然而,非处方药是自行判断购买和服用的药品,这类药通常副作用较小。国家法律规定处方药禁止在大众媒体上做广告,所以做广告的那些药都不是正规的处方药。正规的处方药包装上印有"批准文号:国药准字 H……"或"批准文号:国药准字 Z……"字样,其中的"H"表示化学药品,Z 表示中成药。

吃减肥药须慎重

肥胖易引发高血压、糖尿病、血脂紊乱、脂肪肝、痛风和心脑血管病等多种代谢疾病，也易引发癌症。所以，医学界把肥胖摆在代谢综合征的 4 大因素之首。

肥胖也是引发癌症的重要因素。因为肥胖者体内脂肪过多会引起激素变化，导致灌注到脏器及细胞的血流量减少，造成机体组织处于缺氧状态，促使正常细胞变异生成癌细胞。肥胖者体内脂肪过多，还会造成抗癌基因沉默、抑制和失活，从而导致癌细胞繁殖扩散不受约束。

目前，我国肥胖人数或已超过 1 亿人，并出现年轻化趋势，越来越多的儿童和青少年已步入肥胖或体重超标人群行列。

现在医院体检时，都要测量体重并计算体重指数，并将其记录在体检报告中。体重指数＝体重（千克）除以身高（米）的平方，这是衡量成年人肥胖程度常用的指标，体重指数 20～24 较为合适，超过 24 为体重超标，超过 28 为肥胖。

北京协和医院主任医师、博士生导师向红丁教授是我国糖尿病知名专家，他认为减肥的关键是饮食控制和体育锻炼，任何减肥药都可能有副作用，只能作为饮食疗法和运动疗法的补充。当饮食疗法和运动疗法不能达到理想减肥效果时，适当吃点儿减肥药有一定的辅助作用。

减肥药的作用方式至少有 3 种:

1. 食欲抑制剂:降低食欲,少吃。

2. 吸收抑制剂:让人吃得进去却吸收不了。

3. 代谢促进剂:增强代谢,促进消耗。

中医认为,绝大多数肥胖由气虚体质、痰湿体质或血淤体质引发,可以服中药改善患者体质,从而获得减肥效果。通常服中药的副作用较小。中药的主要作用是行气化湿、利水渗湿、疏肝行气、活血化瘀和润肠通便等。

目前市场上有很多种化学减肥药,许多人吃了这类减肥药会出现厌食、呕吐、头痛、失眠和内分泌失调等不良后果,这样的案例屡见于报端。所以,减肥药一定要在医生指导下服用。

医学专家认为,有氧代谢运动加上饮食控制,就可有效除去体内多余的脂肪。如果每天坚持两次快步走,每次 20 分钟,那么 1 个月可以减掉 1 千克脂肪,一年可以减掉 12 千克脂肪。关键问题是,还要控制饮食并做到坚持不懈、持之以恒。

在中央电视台综艺频道《越战越勇》栏目的某期节目中,有一位参赛女歌手讲述了自己 5 个多月减掉 62 千克体重的传奇励志故事,对肥胖和体重超标的人如何减肥,有很好的启迪和激励作用。

闫女士,26 岁,从小就喜欢唱歌,也唱得很动听,但因身体太胖缺乏自信,从不敢在大众面前唱。有一天,身高不到 170 厘米体重却超 120 千克的她,与朋友一起逛商场,正巧赶上商场举办唱歌比赛。在朋友再三劝说下,她鼓足勇气上台唱了一支歌,当场就获得满堂彩,评委被她的天籁之音折服,一致同意她晋级半决赛。可在半决赛时评委却不同意她晋级决赛,并直截了当对她说,虽然你唱歌实力很强,但因体型太胖致使综合实力受到很大影响,因此无法让你过关。听了评委这番话后,她并没有气馁,她心想,唱歌是我唯一的爱好,我绝不能就此止步,我一定要减肥!从此,她有了强大的减肥动力。

她每天早晨 6 点起床,洗漱之后简单吃点儿早餐,走 1 小时到健身房,锻炼至 11 点半再走 1 小时回家。中餐吃点儿水煮蔬菜后,休息半小时,再走 1 小时到健身房,锻炼至下午 5 点半收工,再走 1 小时回家。晚餐也很简单,只要不饿就行。就这样,她每天都重复做同样的事,终于用 5 个多月的汗水,换回一身的轻松,并持续半年没再反弹,她的体重成功减掉 62.5 千克!

如今,闫女士的体重已经不足 60 千克,亭亭玉立的她与自己过去肥胖时的影像相对照,俨然成了另外一个人。她美妙动听的歌声,打动了现场的所有人,评委们毫无争议地让她捧走了"越战越勇"的银话筒奖。

这个传奇的励志故事,让我们真正感受到减肥之苦和减肥之难,也让我们真实见证了加强运动和控制饮食在减肥中的神奇效果,更让我们真切认识到闫女士克服困难成功减肥的强大动力。唱歌是她人生中唯一的爱好,为了能在歌唱道路上不断前进,她在减肥途中艰难跋涉,无论吃多少苦也不改初心,这就是信念的力量!心中有信念,任何困难都不在话下!终于经过 5 个多月不懈努力,她修成了正果,创造了奇迹。

常言道:有志者事竟成。

　　在闫女士的故事中，我们发现了一种最好的减肥药，那就是要确立一个明确目标。为了唱歌她用 5 个多月时间能减掉 62.5 千克，那我们这些体重超标的人，为了健康和生命就不能也减掉一点儿体重？哪怕是一年就减掉几千克呢。

心脑血管疾病患者如何服药？

　　心脑血管疾病患者，除按需要服用降糖药、降压药或降脂药之外，还须针对血管堵塞的情况及症状，例如心绞痛等症状，服用治疗心脑血管病的药，从而最大限度地降低心脑血管不幸事件发生的概率。治疗心脑血管疾病的药物有很多，患者服用哪种药，一定要听从医生的建议。

　　10年前，我被确诊为冠心病后，医生为我开出降压药和降脂药之外，还开出治疗冠心病的药，例如倍他乐克、万爽力、合心爽、依姆多、硝酸甘油、速效救心丸、波立维和阿司匹林等。其中每一种药的功效之侧重点都有所不同。

　　例如：倍他乐克的侧重点是降血压和调心率；合心爽的侧重点是预防动脉血管痉挛，缓解心绞痛和降血压；波立维和阿司匹林的侧重点是抑制血小板集聚和预防血栓形成；硝酸甘油和速效救心丸的侧重点是扩张血管，缓解心绞痛和预防心肌梗死等。

　　心脑血管疾病患者服药一段时间后，应把服药后的感觉及时向医生报告，尤其是出现异常症状时，更须及时向医生报告，因为医生开药后，并不能保证每一位患者都适应，也不可能询问每一位患者是否适应。所以，患者应主动向医生报告服药后的情况，以便让医生了解自己适应或不适应哪些药，并有依据地及时调整用药。

从我个人的经验看,倍他乐克、万爽力、波立维和硝酸甘油等药都不太适应我,也因此出现了心率过慢和眼睛充血等异常症状,我及时向医生报告后,医生为我调整了用药,这些症状很快消失了。

现在,越来越多的心脑血管病患者和中老年人开始服用三七粉。因为三七粉是一种养生保健的植物性中草药,具有扩张血管、改善微循环、活血化瘀等功效,对动脉粥样硬化引起的心脑血管病有一定的疗效,并且副作用比较小,所以很多人都把它作为一种保健药长期服用。

但要提醒大家,虽然三七粉是植物性中草药,若长期服用也可能会有一定的副作用,可能会造成血小板减少以致过低,严重者会引发皮下或内脏出血。

曾经有一位名老中医起初建议我,每天服用三七粉3克,但是,当她得知我服用阿司匹林后,就让我改为每天服用1～2克。这是因为阿司匹林也有抑制血小板的功效,这两种药物功效叠加,可能会造成血小板过低。

通常我只在冬季最冷的两个月,每天早晨用温开水冲服1～2克三七粉,因为寒冷天气血管更易收缩,而三七粉具有扩张四周血管及活血化瘀的功效。

选用抗癌药须三思

如何选用抗癌药,是每一位癌症患者都要面对的问题。因为癌症治疗过程中药物治疗不可或缺,有效的抗癌药物能够帮助患者延长生存期,增加患者康复痊愈的可能性。所以,癌症患者应在医生的指导下合理选用抗癌药。

在选用抗癌药时,癌症患者也须三思:既要学习抗癌药物相关知识避免服用假药,也要考量身体状况恰当服药避免用药过量,更要从自己实际情况出发采用综合治疗方法。这样才能获得较好的治疗疾病和恢复健康的效果。

2019年9月,中央电视台报道,公安机关破获了一起制作和销售抗癌假药的重大案件,在江苏、广东等地抓获了10多名犯罪分子,破获假药数万盒,每盒售价都在2 000元至8 000元不等。他们不仅在网上网下销售,还在国内国外销售,每逢重大节假日就守株待兔地把假药运往国外,等候国内游客前往购买。

目前,世界上某些国家允许本国企业仿制和生产发达国家专利尚未到期的抗癌新药,为此制药企业能够节省巨大的药物研发经费,使这些仿制的抗癌新药具备疗效较好和价格较低的特点,因此也受到许多国家癌症患者及亲属的青睐。由于从正规渠道购买的抗癌药价格十分昂贵,许多患者及亲属为了治病四处借钱,结果使全家背上沉重负担。在万般无奈的情况下,不少癌症患者及亲属就从网上或托人购买国外价格低廉的抗癌新药。记者在调查中发现,从这些国家购买的所谓抗癌新药,其实效果并不都如预期,有的药压根就没啥效果,结果让患者既浪费了大量钱财也错失了治病良机。探究其原因,就是一些不法商家看到了市场巨大商机,也企图从中分一杯羹,于是就从发达国家购买大量抗癌新药,再把每份药拆分成多份,重新包装后出售;还有的不法分子竟冒天下之大不韪,大肆制作和销售抗癌假药。我国公安机关破获的这起案件,就是典型的抗癌假药制作和销售刑事案件。这样的案件屡有发生,告诫癌症患者及亲属一定要提高警惕,务必从正规渠道买药,避免上当受骗服用假药。

2018 年 5 月 1 日,国务院决定将我国实际进口的抗癌药实行零关税,并将进口的创新药特别是急需的抗癌药纳入医保报销目录。2018 年 10 月 10 日,国家医疗保障局公布了 17 种进口抗癌药纳入医保报销目录,这些药品的平均价格比周边国家或地区的市场价格平均低 36%。这些政策和举措,极大地减轻了癌症患者的用药负担。

抗癌药物通常有化疗药物、中药、生物制药和靶向药物等多种类型,每一种类型又有许多品种。服用抗癌药物是为了杀灭癌细胞控制癌病发展。

但是,癌症患者及亲属也应注意,服用任何药物都有副作用,尤其是服用抗癌药副作用更大。因为癌细胞也拥有与正常细胞同样的身份证,抗癌药物很难将其单独识别并予以杀灭,所以服用抗癌药在大量杀灭癌细胞的同时,也可能会大量杀灭人体的正常细胞。例如癌症患者化疗过程中,常出现恶心呕吐,吃不下饭,大把掉头发,白细胞大幅下降和感染其他病等现象,就是正常细胞被杀灭后身体免疫功能大幅下降的结果。

所以,癌症患者在选用抗癌药时,既要考虑自己的病情积极杀灭癌细胞,也要考量自己的身体耐受力尽可能保护正常细胞。在《生命如此美丽》这本书中我看到,作者在陪同身患两种癌症的妻子治疗疾病及临床痊愈过程中,接触了许多医生也了解到许多案例。他认为:"在化疗的时候,家属要密切观察患者状况,如果必须要化疗,但是身体条件又不是很好,那就先化疗一两个疗程,暂时先控制一下病情,待身体恢复到一定程度再伺机治疗,如果化疗反应不严重,化疗效果也不错,感觉身体还能耐受,那就再坚持几个疗程。"

我认为,这些经验及方法颇具启发意义,值得癌症患者及其亲属参考和借鉴。每一位癌症患者及亲属都应积极与医生相配合,共同观察和评估患者的身体状况,尽可能把握好治病的节奏和分寸,恰如其分地用好抗癌药。

在本书第二章,我列举了几个中医治疗癌症成功的案例。从中我们可以了解到,服用中药也具有治疗或辅助治疗癌症的良好效果。例如具有清热解毒、活血化瘀、化痰散结、利水化湿、扶正固本和提高免疫力等作用的许多种类的中草药,都具有较好的抗癌或辅助抗癌的作用,并且这类药物的副作用都相对较小。但是,癌症患者及亲属选用中药,万不可轻信和擅自服用道听途说的所谓偏方。我曾在电视台和报纸等媒体看到过多起轻信所谓的民间特效偏方,结果贻误治病良机的报道。这些报道告诫我们,千万不要乱投医也不要乱用药,一定要在正规医院有经验的医生指导下选用中药。

毋庸置疑,科学服用抗癌药是战胜癌症病魔的不可或缺的重要手段。但现实中的大量成功案例和失败案例都充分表明:从某种意义上来说,癌症患者战胜癌症病魔的强大战斗力,并非都来自抗癌药物,还来自于良好的心态及科学的生活方式。

这种说法乍看起来有些不近情理,对抗癌药物的作用似有贬低之嫌疑,其实这种说法并不乏事实依据和科学道理。众所周知,现实生活中无数的抗癌英雄,无一不是树立了战胜病魔的坚强的必胜信心,无一不是实行了良好的生活方式。这样,也只有这样,他们才能最大程度地强化自身的免疫系统功能,从而全面地提升战胜癌症病魔的战斗力。所以,每一位癌症患者都应当勇敢地面对和抗击癌症病魔,积极与医生共同做出恰当的治疗方案,并采用食疗、运动、休养和心理养生等综合治疗方法,与癌症病魔进行顽强斗争。从这个角度上讲,科学的综合治疗才是最好的抗癌药。

第七章
预防比治疗更重要

临床统计表明，近半数心肌梗死和脑梗死都无先兆，很难有抢救机会；许多癌症早期信号也不易发现，一旦发现癌症就已到晚期，治疗难度相当大。可以说，人世间许多悲剧的发生无法预知，依靠治疗也并无多大把握。因此，医学专家一致认为，控制心脑血管疾病和癌症的根本出路是预防。

所谓预防，就是养生保健抵御疾病。预防应贯穿于日常生活的全方位，包括饮食、运动、起居、心理活动，以及学习养生知识和提高健康素养等各方面。

人生的最大遗憾是失去了才懂得珍惜。聪明的人深谙未雨绸缪的要义，因为他们知道，一旦失去健康再想珍惜生命，所付出的代价往往是难以承受的。

治未病，做自己的"上医"

当谈到预防疾病这个问题时，很多人都会想到那个"治未病"的著名历史故事。这个故事的主角是扁鹊，他是战国时期的一代名医，也是中医"望闻问切"的创始人，堪称中医学的开山鼻祖，在中国古代名中医的排位中位居榜首。

传说，有一天，魏文王问扁鹊："你兄弟 3 人皆精通医术，谁的医术最高明？"扁鹊答："大哥最高明，因为他擅长治尚未发作之病；二哥次之，因为他擅长治发作初期之病；而我最差，因为我只擅长治发作后期之病。"

《黄帝内经》说"上工不治已病治未病"，并把治未病作为养生保健的重要谋略。

唐朝一代名医孙思邈说："上工治未病之病，中工治欲病之病，下工治已病之病。"

现代中医做了新的概括，称之为："上医治未病，中医治欲病，下医治已病。"

如今，再想起那个治未病的历史故事时，我突然闪现一点儿灵感，即发觉上医似乎是不存在的。因为我们只有疾病发作后才去医院看病，而患了尚未发作之病时自己都不知道，何谈去医院看病？那么，像扁鹊的大哥那样的擅长治尚未发作之病的医生，究竟在哪里?

经过进一步学习我认识到,现代中医治未病的思想内涵极为丰富,主要包括三个层面:

第一个层面是:养生防病。

就是养生保健预防疾病,例如"春夏养阳、秋冬养阴"和"春生、夏长、秋收、冬藏"等,从而增强抗病能力,预防各种疾病,正如《黄帝内经》所说的"正气存内,邪不可干"。

第二个层面是:既病防变。

就是在生病之后,尽早检查、诊断、治疗,确定患病的原因和发病的机理,然后辨证论治、对症下药,正如《黄帝内经》所说的"治病必求于本"。

第三个层面是:已变防渐。

就是控制疾病恶化,防止疾病进一步发展,确保生活质量,延长生命。正如《黄帝内经》所说:"故邪风之至,疾如风雨,故善治者治皮毛,其次治肌肤,其次治筋脉,其次治六腑,其次治五脏。治五脏者,半死半生也。"

纵观治未病的三个层面,显然最重要的是第一个层面,即养生保健预防疾病,按逻辑推理其主角即为真正的上医。这也就是说,上医不可能是临床医生,只能是自己。

说穿了吧,心脑血管疾病和癌症主要发病根源就是不良生活习惯,预防这些疾病就必须改变不良生活习惯,从这个角度上讲,治未病的上医也只能是自己。

任何疾病的早期信号,其警示作用都是有限的,只能作为一道防线,如果我们与病魔的激战发生在疾病早期,就意味着危险已经临近。所以,预防疾病要把防线设在更前面,在日常生活中修筑起强大的治未病的前沿防御阵地,这样才能让自己更加安全,这样的人才能称为真正的上医。

说句公道话,我们身体内的血管、脏器和细胞并没有什么大的奢望,只渴求我们做一个称职的上医,养成良好生活方式,杜绝不良生活习惯,以免对她们造成伤害。那么,她们当然也会知恩图报,确保我们一生平安。但是,如果我们不能善待她们,那她们也一定会还我们以"颜色",让我们麻烦不断、痛不欲生,甚至会过早地与我们做个了断。

所以,我们一定要多学习一些医学知识和保健知识,努力做一个称职的上医,无微不至地呵护自己身体内的血管、内脏和细胞,这样才能获得最大的健康回报。

一个绝好的警示标本

在第四章"出现脑梗死症状，赶紧去医院"一节中，我们讲到一个案例，北京的董先生患了脑梗死，医生为了从根本上解决问题，为他实施了手术，把堵塞颈动脉血管的动脉粥样硬化斑块剥脱出来，从而挽救了他的生命。

在 2018 年中央电视台第 10 套《健康之路》栏目的一期节目中，我们可以看到，从董先生颈动脉剥脱出来的斑块，是最大直径约为 1 厘米、长度约为 5 厘米的圆柱体。

如图：

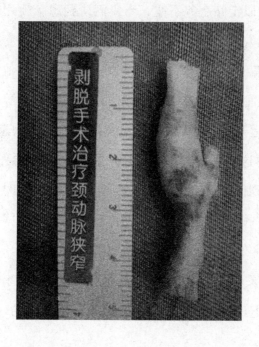

看电视时，我凭借着长期的教学经验和养生经验，抓住稍纵即逝的机会，用手机拍摄了这个斑块。

数以千万计的电视观众中，可能只有我这样做了，因为我知道，这是一个非常难得一见的真实的动脉粥样硬化斑块，更是一个绝好的教学标本，具有很好的警示作用。

但十分可惜的是，电视节目中的医生，并未从预防疾病的角度，去发掘它的警示意义，而只是从治疗疾病的角度，去展示手术中将它剥脱出来的高超技术。

不难看出，这个斑块的颜色、形态和质地，与我们日常生活中吃的黄油简直是一模一样；也不难想象出，这就是吃进来的脂肪、胆固醇；更不难推理出，这就是吃多了、动少了和代谢能力下降了等原因逐步形成的。

没过多久，我在秦淮河边散步时偶遇一位 60 多岁的先生，他因曾患脑梗死所以走路有些不便。当我们谈到患脑梗死的原因时，他颇有些怨天尤人，说这种病过去很少见，而现在环境变差了，空气不清洁了，水果蔬菜污染了，这种病也就增多了。我对他说，患脑梗死的原因是脑血管堵塞，堵塞血管的东西是脂肪、胆固醇，主要是由于没管住嘴、没迈开腿，以及年龄大代谢能力差等原因造成的。随后我把手机里的这张图片给他看，他仔细看了后不再作声了。这以后，我经常看到他一瘸一拐地在河边行走，天气炎热时也不间断，每当再看到他时我都会向他挥挥手说："坚持就是胜利！"

又过了不久，一位不到 60 岁的朋友对我说，他有一天莫名其妙地突然昏倒，家人把他送去住院，被确诊为颈动脉狭窄，并且患有严重的高血压和糖尿病。虽然他早就知道自己血压高、血糖高，但一直都不重视,这次住院让他受到震动,开始服用降血压药和降血糖药。与他交谈我发现,他仍有些不太在乎,认为吃药了就不会再出事了,他身高 175 厘米,体重近 100 千克,还是想吃就吃、想喝就喝。我对他说,如果管不住嘴,迈不开腿,不减点儿肥,即使吃药了也照样不管用。我把医生抢救董先生的案例讲给他听,还把这张图片拿给他看,我发现他看得很认真,眼神里还流露出一丝恐惧。他喃喃地自语道,自己也该小心了,要多走点儿路,少吃点儿荤,把体重降下来。我开玩笑地对他说,对于你来讲,人有多胖血管就可能有多堵,而最好的药就是每天都要有点儿饥饿感 。

以上这两件事说明,我的眼光的确没有错,这张图片是一个绝好的教学警示标本,它能让人变得聪明起来,不会再因为无知而拿自己的生命开玩笑。就为这一点,我一定要把它展示给更多的人看,让大家都能从中获得教益。

怎样预防凌晨心肌梗死和脑梗死？

先讲一个我称之为"3个老头"的故事吧。

话说有一天，我在街边绿化带散步，突然瞥见不远处有 3 个老头在聊天，巧合的是他们都拄着拐杖，看得出他们都患有中风后的半身不遂。此刻我突然产生了一点儿好奇，就走过去与他们打招呼，并与他们攀谈起来。我问他们："你们中风时大约是几点钟？"一位说是早晨起床后上厕所时，另一位说是起床后刷牙时，还有一位说是早饭后出门时。我接着问："为什么在这段时间容易中风？"他们答不上来了。我告诉他们自己患有冠心病，过去也曾多次在凌晨发生严重的心绞痛，接着我谈了自己的看法，他们表示基本能听懂，并认为我讲得有道理。

其实，道理并不深奥，主要有以下五个方面：

第一，经过一夜的时间，全身血管里的水分随着出汗和形成尿液而大量减少，致使早晨的血液浓度为一天中最高的时段，也是血管最容易收缩的时间。

第二，如果晚餐吃了较多脂肪胆固醇，经过一夜消化吸收后会进入血液，使早晨的血液黏稠度增高。

第三，早晨起床后，交感神经被激活，儿茶酚胺浓度增高，血小板集聚性加强，血液中容易产生血栓。

第四，凌晨睡眠时血压偏低，血液流动乏力，血液凝聚性增强，有可能引发缺血性脑梗死。

第五，早晨起床后血压升高，如果剧烈运动，例如大便时用力憋气等动作，有可能引发出血性脑梗死。

从以上五个方面看，早上4点至9点是引发心脑血管疾病的各种因素的集合时间，也是心肌梗死或脑梗死的高发时间。为此，我们应做好以下防范工作：

一是晚餐以素食为主，杜绝大鱼大肉、大碗喝酒，最好吃七八分饱，这样能够降低夜间血液黏稠度，提高血液清洁程度，保持血液流动顺畅。

二是早晨醒来后不要急于起床，躺2～3分钟后再起床，并注意动作平缓，预防血压波动带来的风险。

三是心脑血管疾病患者、代谢疾病患者和老年人，不宜进行晨练，更不宜在早晨进行剧烈运动。

四是早晨上厕所不要长时间用力憋气，若蹲坑大小便后，站起时动作要慢，以防突然站起脑缺氧昏厥。

五是夜间或清晨及时喝水，尤其是对心脑血管疾病患者来说，及时补水能有效预防心肌梗死或脑梗死。

由于我右冠状动脉狭窄80％，所以曾多次在凌晨发生严重的心绞痛。后来我注意从以上5个方面来预防心梗，就再也没发生过严重的心绞痛。

我认为，最重要的是每晚睡前半小时喝1杯水，夜间小便后喝1杯水，清晨起床后喝1杯水。

我称这3杯水为保命水，这是为什么呢？

这是因为,人体内血液总重量约为体重的 7.5％,即体重 70 千克的人血液大约有 5 千克,血液中的水分约占 85％,夜间出汗和形成尿液,身体会流失若干水分,血液中的水分就会相应减少许多。如果不喝水只排尿,加上凌晨其他因素的影响,患者的血管可能出现收缩的现象,原已狭窄的心血管或脑血管很容易发生全堵塞,从而引发心肌梗死或脑梗死。如果适时地为身体补水,1 小时后水分就会进入血管,不仅能稀释血液降低血液黏稠度,还能使血管充盈,从而避免血管收缩现象的发生,这样就能有效预防心肌梗死或脑梗死。当然,较严重的冠心病患者,尤其是心衰患者和肾病患者,须注意每次喝水不宜太多,否则会给心脏和肾脏增加负担。

总之,我们如果能及时为身体补水,就会让血管始终都处于充盈状态,也就能避免许多的人间悲剧。

改变不良生活习惯,远离癌症

国家癌症中心指出,医学科研和临床统计结果均表明,80%的癌症与不良生活习惯有着密切的关系,战胜癌症病魔的根本出路在于预防。

中央电视台财经频道《职场健康》栏目,在一次宣传防治癌症的节目中,邀请了中国医学科学院防癌体检中心主任李槐等医学专家,介绍了肝癌的发病原因和防治方法,在节目中披露了一个案例,对我们颇具警示意义。

46岁的老张是某单位的领导,平时应酬多,喝酒自然少不了,由于工作忙他有3年没参加体检了,有一天他突然肚子剧痛,因怕自己肝脏出问题,就抽空去医院检查,结果被诊断为肝癌。老张接受了介入治疗,医生通过微创手术把化疗药物从血管输入病灶,他很快出现发烧、呕吐和浑身疼等反应,一度他都想放弃治疗,但想到老婆和孩子就继续咬牙坚持。此时他才意识到自己怎么这么糊涂,哪怕早抽出1天参加体检,也不可能到这一步,如果再有重生机会,就坚决不喝酒了!可仅过了6个月,在付出大量金钱后,老张还是未能战胜病魔,不得不撒手人寰。46岁的老张,正当人生的黄金年龄,上有老下有小,他的离世对整个家庭来说是毁灭性的打击。

那么,老张为什么会患肝癌呢?

李主任说,主要是因为他养成了经常大量喝酒的不良生活习惯,从而形成酒精性脂肪肝,又逐渐发展为肝炎,再慢慢发生肝纤维化以至肝硬化,最后导致肝癌。

那么,老张又为什么这么快就去世了呢?

李主任说,关键的问题是他的肝癌发现得太晚了,如果肝癌至中晚期才发现,目前医院还缺乏有效的治疗手段,因为肝癌病情进展的速度很快,与其他的脏器相比,肝脏血液供应更为丰富,致使癌细胞生长繁殖也更为迅速。

在现实生活中,像老张这样的案例还有很多,其中的惨痛教训告诫我们,只有坚决彻底地改变不良生活习惯,才有可能远离癌症病魔的袭扰。

特别是癌症高危人群,一定要了解哪些不良生活习惯易患哪种癌症,并要彻底改变不良生活习惯,早日塑造良好的生活方式,才能有效预防和远离癌症。

那么,哪些不良生活习惯易患哪种癌症呢?

医学科研和临床调查表明:

经常大量吸烟或吸二手烟,常生闷气,常受辐射,常处在空气严重污染环境,易患肺癌。

经常大量喝酒,经常不按时吃饭,经常吃腌、烤、油炸食品、隔夜菜、霉变食物,易患胃癌。

经常吃霉变食物,大量喝酒,常生气发火,易患肝癌。

经常吃烫或刺激性强的食物,易患食管癌。

经常大量喝酒,大量吃肉、禽蛋类食物,很少吃蔬菜、水果和淀粉类食物,易患结直肠癌。

经常吃夜宵或晚饭暴饮暴食，易患贲门癌。

经常暴饮暴食，易患胰腺癌。

经常吃油腻食物和胆固醇含量高的食物，易患胆囊癌。

经常久坐不动，长期情绪不佳，睡眠不佳，易患乳腺癌。

经常生闷气、郁闷或受空气污染，易患甲状腺癌。

经常大量吃咸菜、腌肉等腌制食品，易患鼻咽癌。

男性经常久坐不动，大量吸烟、喝酒，易患前列腺癌。

女性缺乏运动，睡眠不佳，性生活紊乱，易患宫颈癌。

……

请大家一定要相信，如果我们能改变这些不良生活习惯，那就一定能降低患癌症的概率。

要改变不良生活习惯，最关键的问题是要尽早，千万不能无所谓，也不能有任何迟疑，更不能有侥幸心理。因为癌症病魔正在与每一个沾染不良生活习惯的人赛跑，无论是谁，若有任何的迟疑和侥幸心理，那么，都将可能会陷入万劫不复的深渊。这已经是许多人用生命的代价反复验证的一个重要的事实。

每天 3 顿饭，我为啥这样吃？

良好的饮食习惯，对预防心脑血管疾病和癌症都具有至关重要的意义和作用。要说每天 3 顿饭怎么吃，大家都会想起那句老话："早吃好，午吃饱，晚吃少。"

我认为，这句老话已被时代赋予了崭新的内涵，在这里我抛砖引玉，谈谈自己对这句老话的新的理解，说说自己是怎样按照这句老话吃好每天 3 顿饭的。

首先，从营养学的观点看，维持人体的健康所必需的营养素有以下七种：脂肪、蛋白质、碳水化合物、维生素、膳食纤维、矿物质微量元素和水。

毋庸置疑，科学饮食的基本要义是营养均衡，即根据生理需要均衡全面地摄入这七种营养素，这也是饮食养生的最高法则，它源于人类杂食类动物属性的生理需求，也基于人类防病治病、养生保健的健康需要。

通俗地讲，营养均衡就是不能偏食或少吃，否则会造成营养不良，也不能偏食或多吃，否则会引发各种疾病。

对现代人来说，吃好每天 3 顿饭的意义，早已不是解决温饱和营养问题了，而应当赋予其防治疾病、养生保健的更深内涵。因为现代社会已有越来越多的案例表明，心脑血管疾病和癌症与饮食有密切的关系。多年的防治疾病养生保健的学习和实践,也让我越来越深刻地认识到,饮食养生知识是非常重要的,绝对胜过服药和做手术等治疗方法。

怎样做到早吃好?

早餐的任务是,在一夜的能量消耗后,为身体补充营养和能量,并提供上午的能量需求。

我每天早餐的主食都是 1 碗杂粮粥。我在杂粮店购买燕麦、薏米、玉米粉、葛根、茯苓、南瓜子、核桃、杏仁、黑芝麻、山药、芡实、莲子、藕粉和南瓜子中的 8~10 个品种,每个品种 100~150 克。将这些炒熟的材料混合研磨成粉后再掺入适量葡萄干,然后装入罐子。早餐时挖 3 勺(约 65 克)放入大碗中,用沸水冲泡半分钟后倒入 1 袋鲜牛奶,再放几片生姜,有时还会加 1 勺蜂蜜。吃了这碗粥后,上午 10 点左右我会再吃一根香蕉或喝半杯果汁。

这样吃的好处是,营养丰富全面。多种杂粮含有丰富的氨基酸、碳水化合物、维生素、膳食纤维和矿物质微量元素。另外,牛奶也含有丰富的氨基酸,所含钙磷比例恰当便于钙吸收,既能补充一夜的营养消耗,也能储备上午所需能量。

这样吃还能防治心脑血管疾病。例如葛根有清除血管垃圾的功效;核桃、黑芝麻和杏仁富含维生素 E 和不饱和脂肪酸,具有抗氧化与清除血液垃圾的作用;玉米粉、坚果和生姜富含维生素 E,也有利于防治冠心病,还可预防老年斑。我已年逾七旬,全身却没有一点儿老年斑,生姜、玉米粉、坚果和葡萄干的抗氧化功劳不可小觑。

怎样做到午吃饱？

午餐的任务是，承上启下地为身体提供一日三餐中最大的能量需求和储备。

我每天午餐的主食多是米饭，有时也吃馒头、水饺、面条、包子或各种饼等，总量控制在 100 克以内。午餐菜谱中的荤菜首选鱼肉、鸡肉和瘦猪肉，更喜欢吃海鱼，偶尔也吃点儿牛肉或羊肉，但不吃鸡皮、鱼皮和肥肉，也不吃油炸、煎烤和腌制食品。烹调方式以清蒸、炖煮或红烧为主，肉食总量控制在 50 克以内。菜谱中的蔬菜皆为家常菜，如菠菜、西蓝花、苋菜、芹菜、洋葱、西红柿、茄子、土豆、空心菜、辣椒、白萝卜、胡萝卜、豌豆、蚕豆、苦瓜、冬瓜、香菇和豆腐等。尽管蔬菜不如肉的味道好，但绝不能少吃，力争每天不少于 5 种新鲜蔬菜，多半为炒菜，也常做菜汤或将菜煮熟后拌调料吃，蔬菜总量不少于大半碗。为了避免体重上升，我每周都有一顿午餐不吃饭菜，只吃少量水果。

这样吃的好处是，营养热量充足。米饭和面食含有丰富的碳水化合物，肉类和豆腐等食品具有丰富的蛋白质，都是热量较高的食物，既可补充上午能量消耗，还能满足下午能量需求，蔬菜多样化能保证营养全面。

这样吃还有利于防治心脑血管疾病和癌症。少吃肉多吃蔬菜和水果，有利于防治心脑血管疾病和癌症。西蓝花为十字花科的蔬菜，是最好的抗癌、抗衰老食物。洋葱、白萝卜、茄子和青菜等蔬菜也都有较好的抗癌功效。

怎样做到晚吃少?

晚餐的任务是,补充当天下午的营养能量消耗,防治营养过剩引发的各种疾病。

我每天晚餐的主食大多是馒头和稀饭,经常吃燕麦面做的馒头。晚上煮大米或小米稀饭时,按照季节的变化,会掺入一些杂粮,例如春天掺入莲子、芡实,夏天掺入绿豆、百合,秋天掺入红小豆、薏米,冬天掺入红枣、栗子等。副食中也常吃蒸煮的红薯、芋头等薯类食物。菜谱中的蔬菜基本是与午餐相类似的家常菜,一般是两个炒菜,蔬菜总量为大半碗。晚餐基本上不吃荤。

这样吃的好处是,吃得少而清淡,可以保持血液清洁,有利于预防夜间突发心脑血管疾病,杂粮稀饭不仅营养丰富,还有利于消化吸收,也符合四季养生要求。

这样吃还有利于防癌。因为常吃红薯、芋头等薯类食物,可保持大便通畅,促进体内毒素排出。前年我做过肠镜检查,发现结直肠很干净,仅有两个很小的息肉,这是我常吃水果、青菜和红薯、芋头等薯类食品的结果。

每天 3 顿饭,我尽量做到早餐谷类多一点儿,午餐蛋白质类多一点儿,晚餐蔬菜和薯类多一点儿。

我坚信那两句古老的箴言:"饭后留一口能活九十九""有钱难买老来瘦"。为此,我严格执行"早餐 7 分饱""午餐 8 分饱"和"晚餐 7 分饱"的原则。我觉得,这世上如果真有什么长生不老药,那就是每天都要有点儿饥饿感。当然,很瘦的人另当别论。

我每天喝 8 杯水,大约两暖瓶水,这是我皮肤好的诀窍之一;我不喝白酒,偶尔喝点儿红酒;我常在两顿饭之间吃个水果,或喝半杯自己榨的新鲜果汁。

需要指出的是,怎么吃好每天 3 餐,每个人的食谱不必强求一律,完全可以百花齐放。我之所以这样吃,是为了适应自己的实际情况,不一定适合其他人。例如健康的年轻人,每天可以吃 1 个鸡蛋,而像我这样的冠心病患者基础代谢能力差,就不宜吃胆固醇含量高的鸡蛋黄和动物内脏。我身高 180 厘米,体重 79 千克,虽不算胖但还是有一点儿超重,并属于易胖体质,因此也不宜吃过多的碳水化合物含量高的米、面等主食,更不宜吃甜食和喝甜饮料。

为了防治心脑血管疾病和癌症,每个人都应从实际出发,制订个性化饮食方案。但要遵循两条原则:一是控制脂肪胆固醇摄入量,预防和治疗心脑血管疾病;二是不吃煎、炸、腌、烤食物,不吃隔夜蔬菜和发霉食物,预防和治疗各种癌症。

可以肯定地说,如果长期坚持吃好每天 3 餐饭,对我们防治各种疾病,一定会有惊人的效果。

每到晚上,我都会回想一下一天的饮食是否均衡,人体必需的 7 种营养素都吃到了吗,还有什么可改进的? 我这样做,可能会有人会说你累不累呀。然而我要说的是,为了健康这样做非常值得,我还想说生活在科学如此发达的现代社会,不学点儿饮食养生知识,不爱惜自己的身体,你傻不傻呀?

有一句话说得非常好:今天的医学专家如果不能成为营养学专家,那么,明天的营养学专家就一定会成为医学专家。聪明的读者一定会领悟其中的要义。

要想健康，就要活血

　　我曾经阅读过一本关于治疗冠心病的专业书，系江苏省最具权威的几位老中医共同编著的。该书列举了数以百计的全国知名老中医治疗冠心病的经典药方，其中每一个药方都由少则 20 多味多则 40 多味中草药组成，为什么同样都是治疗冠心病，这些药方却又如此不同？这是因为，每个药方所针对的都是特定的冠心病患者，由于患者年龄、性别、体质、患病程度和患病原因等不同，例如有的患者肾阳虚，有的患者脾阳虚，等等，所以这些药方的组成就有所不同，这就是辨证论治。

　　但无论这些药方怎么不同，有一点却是相同的，那就是都少不了三七、当归、红花、丹参、桃仁、川芎、没药、乳香、郁金和鸡血藤等中草药，这是为什么呢？

　　这是因为，治疗冠心病就必须活血化瘀，而这些中草药都具有活血化瘀的功效，能扩张外周血管，改善毛细血管血流速度，解除毛细血管痉挛，降低血液的浓度和黏稠度，消除血管淤堵和行血障碍，从而逐步把血管疏通，为心脏肌肉增加供血量。

　　我不是专业医生，也不会开药方，但阅读这部专著使我产生了一个灵感，让我联想到洪昭光教授曾说过的那句话："走路就是使动脉粥样硬化变软化的一个最有效办法，研究证明，只要坚持步行一年以上,粥样硬化斑块就能部分消除。"

如此看来,走路虽不是中草药,却胜似中草药,因为它具有更好的活血化瘀的功效。

在阐释心脑血管疾病的成因时,中医常用一个形象的比喻,即血管之所以发生淤堵,就如同水杯中的泥沙,若用勺子不停搅动,泥沙就会随着水流动,但若停止搅动,泥沙就会沉在杯中底部。这个比喻说明,血液循环功能弱化,血液流动就会缓慢无力,血液中的杂质就会黏附在血管壁上形成淤堵。

走路运动虽然简单,但它就像杯中不停搅动的勺子,能够让全身的血液活跃起来,这样就能够有效避免血液中的杂质黏附在血管壁上形成淤堵。

冰冻三尺,非一日之寒,已经形成的动脉粥样硬化,不可能通过剧烈运动在较短时间内消除,只有长年坚持走路有氧耐力运动,才能慢慢地将它消除。走路的这种深厚功力,就像磨刀师傅那样慢慢磨,刀刃才能变锋利;就像连续不断的水珠那样经久滴,顽石才能被击穿。由此可见:要想健康,就要活血;要想活血,就要运动。走路运动就是活血化瘀的良药,也是动脉粥样硬化的天然克星。

依据"中国公民健康素养"的要求,我建议大家每天走 6 000～10 000 步,可分次进行,若能以快步行走效果会更好。我曾对一位朋友说,如果你没时间,就在晚上看电视时,原地踏步并双臂摆动20～30 分钟,只要你长期坚持,就一定会实现健康梦。

别不信,真有气出来的癌症

2017年7月,南京晨报《门诊故事》栏目刊登了标题为《心情不佳,小心肝癌找上你》的文章,报道了记者对省中医院专家的采访,现将部分内容与读者分享。

江苏省中医院普外科主任曹仕兵在接受记者采访时,介绍了一个案例:南京市某企业61岁的退休职工李先生,平素身体一直不错,每年单位组织体检,除了脂肪肝外其他指标都正常。然而,在2017年6月的体检中,竟意外发现肝脏上长了一个2厘米左右的肿块,肿瘤指标也显示异常。李先生及家人都很紧张,经商议后,他们带着体检结果来到江苏省中医院,挂了普外科曹仕兵主任的专家门诊号。凭借丰富的临床经验,曹主任当即就判断可能是肝癌,并建议他尽快做手术将肿瘤切除。不久,医院为李先生成功地做了肿瘤切除手术,术后病理化验证实为原发性肝癌。

那么,李先生的肝癌究竟是什么原因引发的呢?

曹主任说,引发肝癌的原因有很多,通过仔细查看患者病史发现,李先生肝癌引发可能与脂肪肝和心情有很大关系,他除了脂肪肝没有其他毛病,而临床研究表明,过多的脂肪长期堆积在肝细胞里,容易诱发肝纤维化,这就为引发肝癌埋下了祸根。据了解,李先生平时脾气急躁、容易动怒,即便遇到不顺心的小事也会大发雷霆。

中医认为,肝主疏泄,若长期情绪不佳,就可能引起肝气郁结,以致肝失疏泄,加速脂肪肝病情发展和引发癌症病变。

曹主任建议,50 岁以上的人,尤其是患有脂肪肝和乙肝的人,一定要定期体检,同时要重视管理好自己的情绪,始终保持良好的心情,才可能远离癌症。

医学研究发现,不良情绪是引发癌病的一个重要原因,不但能引发肝癌,还能引发肺癌。

2017 年,南京部分大学及医院举办"中外肿瘤论坛",《金陵晚报》记者采访了中大医院肿瘤科主任王彩霞教授。

王教授对记者说,实际上很多癌病是气出来的,而管理好自己的情绪对预防癌症至关重要。

王教授指出,近些年肺癌患者数量增长速度最快,在全球已成为头号癌症杀手,每年 11 月 17 日是"国际肺癌日",11 月是"全球肺癌关注月",而我国目前已成为名副其实的"肺癌第一大国"。

临床调查统计发现,女性患肺癌的主要原因有 3 个:

一是女性吸烟人数大增。

现在女性吸烟人数大量增加,80％的肺癌患者发病原因是吸烟,吸二手烟也会引发肺癌。

二是受厨房高油烟污染。

中国女性烹饪时,喜欢用高温煎炸食物,导致厨房油烟污染严重,有毒烟雾长期刺激眼睛和咽喉,会损伤呼吸系统组织的细胞,从而引发细胞癌变。

三是总爱生闷气。

许多女性患者的肺癌是气出来的,她们大都有孤僻或爱生闷气的性格,尤其是一些家庭不和睦,工作压力和精神压力大的女性,造成长期心情抑郁,致使身体免疫功能低下,就容易引发癌症。

王教授建议,针对以上引发肺癌的原因,要用健康的生活方式做好预防,戒烟,营养均衡,不吃或少吃油炸食品,不要熬夜保证睡眠,积极参加户外走路等有氧运动,最重要的是维持心理平衡,及时消除不良情绪。

抗氧化有利于防疾病、抗衰老

在养生保健的大舞台，我们经常会看到"抗氧化"这个时髦的女郎，她就像一颗冉冉升起的新星，对许多人来说，她既有些陌生又有点儿神秘。

下面，就让我们慢慢地掀起她的盖头，一睹她的芳容和风采。

所谓氧化，是指氧自由基对人体细胞的伤害。

氧自由基（简称"自由基"）是指携带不成对电子的氧原子或氧分子，由于它携带的电子不成对，总在不停地寻找其他物质的电子配对，因此在化学上也称它为活性氧。一旦自由基抢夺其他物质的电子成功配对，就会形成新的稳定物质，这个过程就是氧化。

现代科学研究发现，外部环境会产生自由基，例如吸烟、汽车尾气、饭店油烟和工业废气等空气污染的环境中都会产生大量的自由基。人体内部也会产生自由基，例如人在吃药、发怒、郁闷、喝酒、劳累、失眠和吃油炸食品等情况下，身体内部的细胞在代谢过程中就会产生大量的自由基。

苹果削皮后会变黑，人老了会长寿斑，都是自由基氧化的结果。低密度脂蛋白胆固醇原本不是坏东西，一旦被氧化就会发生变异，钻进血管表皮内聚集成泡沫状物质，从而形成动脉粥样硬化。嘌呤原本也不是坏东西，一旦被氧化就会变成尿酸，从而引发痛风。人体的 DNA 原本也是安定的,细胞一旦被氧化就可能变异成癌细胞。医学界一致公认,自由基氧化人体细胞,不但会引发心脑血管疾病和癌症等多种疾病,也会加快人的衰老。

现在,人们都已认识到,抗氧化就是防疾病、抗衰老。

为此,抗氧化被推上了 21 世纪养生保健明星的宝座,近些年又被疯狂的追星族捧上了天。

你看那蓝莓,其模样像小葡萄,但并没有葡萄好吃,可是市场售价却是葡萄的 10 倍,还被媒体称为"水果皇后";再看那黑枸杞,每斤售价竟高达 2 000～3 000 元。

这究竟是什么原因? 这是因为,蓝莓和黑枸杞都含有大量的花青素,即一种水溶性的天然色素,有很强的抗氧化能力,在人的生理活动中扮演着重要角色,可以修复被自由基伤害的细胞,从而预防心脑血管病和癌症等多种疾病。

为了发掘和满足追星族的需求,现在保健品市场上不断推出许多新的产品,个个都贴上了抗氧化的标签,好像抗氧化真能让人长生不老似的。

实际上,抗氧化的确是养生保健的新课题,但没必要把它看得那么神秘,因为人体自身就有天然抗氧化系统,能够修复被自由基氧化的细胞,但关键的问题是我们能否维护好这个系统,让其永葆旺盛的战斗力。

科学研究证明,遵循科学生活方式,例如按时作息,定时吃饭,营养均衡,适当运动,戒烟限酒,避免空气污染,拒绝大量吃肉,不熬夜,少吃药,常保持愉悦心情等,就一定能够维护好自身的抗氧化系统。

营养学专家认为,维生素 E 含量高的食物,例如玉米、小麦、芦笋、生姜、大蒜、杏仁、核桃、芝麻及各类坚果等,都富含维生素 E,均有较强的抗氧化能力,但必须搭配吃维生素 C 含量高的食物,例如猕猴桃、草莓、苹果、梨、橘子、橙子、西瓜、石榴等水果和各种绿色蔬菜等,才能最大限度地发挥维生素 E 和维生素 C 的抗氧化功效。另外,紫色食物例如桑葚、茄子、紫葡萄、紫薯、紫甘蓝和紫洋葱等,都含有丰富的花青素,也都有较强的抗氧化能力。

如此看来,我们的确没必要盲目追星,而只要遵循科学生活方式,就足以有效地抗氧化。

守住代谢和免疫两大阵地，养生就能成功

有资料显示，我国近些年来，每年因各种疾病死亡的总人数约为 800 万，其中死于心脑血管疾病的人数约为 350 万，死于癌症的人数约为 250 万，两者相加的人数约为 600 万，占各种疾病死亡总人数的 75%。从这些数据中可得出结论：如果能够有效防治心脑血管疾病和癌症，养生就成功了 75%。从理论上讲，这个结论没有错，但从实际上看，养生绝不止成功了 75%，而是远大于 75%。

因为，若能防治心脑血管疾病，那么同时也能防治很多种代谢疾病，例如高血压、糖尿病、尿毒症等，这些疾病都与血管状况有密切关系。如果能防治癌症，那么同时也能防治很多种免疫性疾病，例如慢性肝病、红斑狼疮、风湿病、毒血症和甲状腺肿大等，这些疾病都与免疫系统功能有密切关系。这样，我们养生成功的概率就远大于 75%。从这个角度上看，我们又可以推出一个新的结论，即：养生最重要的是守住代谢和免疫两大阵地。

如何守住代谢阵地？

代谢是指人体发生的一系列维持生命的化学反应，也是人体与外部环境之间的物质和能量交换与转变的过程。代谢异常或代谢水平降低，就会导致各种代谢性疾病。

与很多人交流时,我发现他们都知道心脑血管病的危害,但如何防治它就说不清楚了,这主要是因为他们未能从代谢性疾病的本质去认识它。因此,他们防治心脑血管疾病的思路不清,方法不得当,甚至还存在许多的认识误区。

经过学习、总结和揣摩,我终于理清了维护血管健康、拯救受伤血管的基本思路及方法,这就是我在学习和实践中自创的"血管健康3要素调控法"。

所谓血管健康3要素,是指对血管健康状况发生影响的3个主要的因素:饮食吸收、运动消耗、代谢能力。

所谓血管健康3要素调控法,即:控制饮食吸收,加强运动消耗,提高代谢能力,从而维持身体较高的代谢水平,以防治心脑血管疾病。下面分别简述如下。

控制饮食吸收

主要是控制脂肪胆固醇摄入量,因为它们是动脉粥样硬化形成的主要材料,饮食吸收过多的脂肪胆固醇,必然增加血液中的垃圾,就会增大人体代谢的阻力,降低人体代谢的水平,从而增大动脉粥样硬化形成的风险。

随着年龄增长,人至中老年时,代谢能力下降,身体所需要的能量减少,饮食吸收也须相应地减少,尤其是心脑血管疾病患者,更应该严格控制饮食吸收。

过去我比较喜欢吃鸡蛋,在被确诊为冠心病后,我坚持3年不吃鸡蛋黄,动物内脏也一概不吃了,因为它们的胆固醇含量都比较高。我年轻时一顿饭能吃60个水饺,现在一顿吃30个也并不算多,但因为我年龄大了又患有冠心病,所以就严格控制在 18～20 个。

加强运动消耗

主要是通过加强运动来消耗血液中过多的脂肪胆固醇,从而提升人体的代谢水平。加强运动还能增加血液中的高密度脂蛋白胆固醇,减少血液中的低密度脂蛋白胆固醇,从而改善血脂结构,降低动脉粥样硬化形成的风险。

随着年龄增长,人至中老年时,基础代谢能力明显下降,运动量也随之减少,血液中的甘油三酯、低密度脂蛋白胆固醇就会增多,动脉粥样硬化形成的概率就会增大,所以中老年人应当通过加强运动消耗过多的能量摄入。最有效的运动方式是有氧耐力运动,其中最佳的选择是走路。

10 多年来,我每天坚持走路不少于 10 000 步,这对维持身体较高的代谢水平,发挥了至关重要的作用。

提高代谢能力

主要是从个人的实际情况出发,预防和治疗各种代谢性疾病,例如肥胖、高血压、高血糖、血脂紊乱和心脑血管疾病等代谢性疾病,从而提高身体的代谢水平,达到防治心脑血管病的目的。

随着年龄增长,人至中老年时,很多人会患肥胖、高血压、高血糖和血脂紊乱等代谢疾病,但也有少数人不会患这些病;这主要是因为个人代谢能力的差异造成的,一方面源于先天遗传因素,另一方面源于后天生活方式。

从先天看，我父亲患有高血压、糖尿病和冠心病，即我有这些疾病的家族病史，自身的代谢能力有遗传缺陷。医学专家普遍认为，大量案例已经证明，家族病史是一个独立的高危因素，如果有冠心病家族病史，则患冠心病的可能性会比其他人大很多倍。

从后天看，我养成了许多生活恶习，例如喜欢吃鸡蛋、甜食和油炸食品，并很少去走路。

所以，为了提升代谢能力，我从自己的客观实际出发：一方面服用降压药和降脂药，治疗高血压和血脂紊乱等代谢疾病；另一方面改变生活恶习，严格控制脂肪胆固醇摄入量，基本不吃蛋黄、甜食和油炸食品，并坚持多走路。

血管健康 3 要素调控的结果，决定了身体的代谢水平，也决定了血管的健康程度。由于我坚持"血管健康 3 要素调控法"，全面提升身体代谢水平，仅用一年时间就逆转了动脉粥样硬化，把血管狭窄 80% 改善到仅狭窄 45%。

我平时判断自己的代谢水平，用以下两个简单方法：

一是看体重，如果体重减少或体重不增加，说明代谢水平较高；反之说明代谢水平较低；

二是看血脂，如果甘油三酯在 1.0 mmol/L 以下，低密度脂蛋白胆固醇在 2.07 mmol/L 以下，说明代谢水平较高；反之则说明代谢水平较低。

在现实生活中，我发现很多人对心脑血管疾病的本质看不清，因此始终被禁锢在认识误区，例如有的人患脑梗死后，还坚持每天吃 1 个鸡蛋，他不知道这是在为身体增加代谢负担；有的人患冠心病后，认为自己血脂指标都在正常范围内，就拒绝吃降脂药，他不知道健康人的血脂正常值参考标准已不属于他，他的代谢能力已有很大缺陷，并造成了严重后果，需要服药亡羊补牢；有的人血糖高或血压高，却不重视服药控制血糖和血压，他不知道这些疾病都属于代谢疾病，都是心脑血管病高危因素；有的人喜欢与他人攀比，认为别人多吃肉少运动不会患病，自己也同样会如此，他不知道自己有家族病史，代谢能力天生就不如他人，防治疾病理应更加严格。

现在，还有很多人仍然不能走出认识误区，其中也有许多人开始步入危险的境地，当然也有不少人已经稀里糊涂地被心脑血管疾病夺走了性命。

怎样守住免疫阵地？

医学界普遍认为，加强免疫系统功能，提高机体组织的免疫能力，是防治癌症的最有效的方法。

我们每一个人都有遍布全身的网状免疫系统，包括白细胞、淋巴细胞、抗体、激素、酶和蛋白等各种免疫细胞和物质，它们分布在骨髓、淋巴组织、淋巴结、胸腺、脾脏、扁桃体、大肠、小肠和盲肠以及周身血液当中。

免疫系统有三个功能：一是抵御细菌、病毒、污染物和疾病等外来入侵之敌；二是消除体内代谢废物、缺陷细胞和免疫细胞与入侵之敌激战后留下的尸体；三是修补伤病对机体组织的损害，使其恢复正常功能。

免疫系统就像一支强大的国防军，其中不同种类的机体组织以及免疫细胞，就是忠诚忘我、各司其职的作战单位和战斗员，一旦发现入侵之敌，它们就会冲锋陷阵、奋勇杀敌。大家所熟知的白细胞，就是免疫细胞中的主力军。其实,白细胞又可分为许多种不同类型的细胞,包括淋巴细胞和各种吞噬细胞,其中淋巴细胞又可分为 T 细胞、B 细胞、K 细胞、NK 细胞和肥大细胞等。这些不同类型的细胞密切协同作战,能够遏制细胞癌变和杀死致癌异变的细胞,从而预防和治疗癌症的发生。

尤其值得一提的是,产生于骨髓形成于胸腺的 T 细胞,在受到外来抗原刺激后,将会分裂增殖为更多的细胞,从而演变成具有不同职能的细胞,分别担负确认入侵者,组织指挥作战和杀死癌细胞的功能。

如果人体免疫系统功能下降,会出现疲劳乏力,睡眠不足,精神不济,容易感冒,食欲降低,伤口难愈合等现象。此时若抽血化验,血液中的白细胞数量一定会明显减少,表示身体免疫能力减弱,机体组织抗癌战斗力下降,更容易受癌细胞攻击。

台湾著名的营养免疫学专家陈昭妃博士曾说:"我虽然研究了许多化学药品对付癌症,可到如今只能说唯一靠我们自身的免疫细胞,才能把癌细胞毁灭掉。我发现免疫细胞具有这样的功能,我们称它为自然杀手,它不会伤害我们的正常细胞,只会毁灭掉那些癌细胞。"陈昭妃博士还认为,癌症患者做化疗是进行一场赌博,赌的是患者先把癌细胞杀死还是先把自己杀死,如果患者没有先把自己杀死,那就表示赌赢了。

综合以上可见,牢牢守住免疫阵地,加强免疫系统功能,提高机体组织的免疫能力,就是防治癌症最有效的方法,也是我们养生保健最重要的任务。

那么,哪些措施有助于我们守住免疫阵地呢?

免疫学家认为,遵循科学生活方式,能维护免疫系统功能,提高免疫能力,因为免疫功能强弱取决于身体健康状况。巧合的是,这里所说的科学生活方式,与防治心脑血管疾病的措施高度吻合,也就是说防治心脑血管疾病的措施,都有助于提高免疫能力。例如控制饮食中的脂肪胆固醇,不仅有利于预防动脉粥样硬化,也有利于避免血液污染降低血液中各种免疫细胞的功能。

具体来说,以下措施有助于我们提高免疫力:

一是保持乐观情绪,对提高免疫能力至关重要。很多坚强乐观的患者能战胜癌魔,充分证明良好的情绪是抗癌良药。长期抑郁的人易患癌症,就是因为不良情绪降低了免疫功能。业界有种说法,近半数癌症患者是被吓死的,因为恐惧和忧愁降低了免疫力。

二是提高睡眠的质量,这对维护免疫系统功能非常重要。3位外国科学家发现"生物昼夜节律的控制分子机制",从而揭示自然界的植物、动物和人类如何适应生物节律,使自身与地球自转同步,从而证实了"生物钟"的存在。他们因此获得2017年诺贝尔医学奖。这项科研成果告诫人们不要熬夜,睡眠不足可导致生理机能紊乱,从而使皮肤、精神、脾气、注意力和免疫能力变差。

三是少吃药和保健品,这有助于保护免疫系统功能。抗生素等药物副作用会造成体内菌群失调,抑制骨髓造血功能,从而损害免疫系统功能。长期服用不靠谱的保健品,非但不能提高免疫力,还可能降低免疫力。

四是经常运动,劳逸结合。经常适度地运动,能够提高免疫力,运动量过少与过度都可能降低免疫力。

　　五是营养均衡,饮食品种多样化,有助于提高免疫力。人类的杂食动物属性决定了吃的食物要多样,营养摄入要平衡。国外营养学家通过动物实验证实,蛋白质摄入过多可能诱发癌症,摄入过少可能降低免疫力。科研结果还表明,常吃新鲜蔬菜、水果和菌菇,不仅有利于预防心脑血管疾病,也有利于提高身体免疫力。另外,营养学家认为,矿物质微量元素锌是人体内许多重要酶的构成部分,人体内的酶、核酸和蛋白质合成,都离不开锌的参与,所以锌对调节免疫功能具有重要作用。瘦肉、粗粮、菌菇、海产品和豆类食品中锌的含量比较丰富。豆类食品还含有大豆异黄酮,被称为植物雌激素,能激发人体免疫系统活力,从而杀灭致癌病毒,豆类食品的膳食纤维还被称为天然的抗癌剂。

　　请大家记住吧 ,牢牢地守住自己的代谢和免疫两大阵地,养生就一定能够获得最大成功!

第八章

怎样避免上当受骗？

过去人们常说："无知的人和贪婪的人最容易上当受骗。"现实中的无数案例，证明这句话千真万确。

现在又流行一句话："傻子实在太多，骗子都不够用了。"实际上这是在告诫那些上当受骗的人，不要再去骂骗子了，应从自己身上找一下原因吧。

面对眼花缭乱的世界，我们只有定下心来，用知识擦亮双眼，透过迷雾看清阳光下的罪恶，才能避免上当受骗，维护好自己的身体健康和生命安全。

刘伯承元帅的一句名言，可作为我们避免上当受骗的警示语："五行不定，输得干干净净。"

撕开"神医"的伪装

近些年来,"饥饿疗法"能治疗癌症又沉滓泛起,其实这种说法早就不新鲜了。

2013年,全国各大媒体报道,公安部门在江苏省常州市抓获了一个诈骗团伙,这伙诈骗犯就是披着所谓"神医"的伪装,扛着"饥饿疗法"治疗癌症的招牌,专门对癌症患者下手,为骗取钱财他们丧尽天良不惜谋财害命。

下面,就让我们撕开所谓"神医"的伪装吧。

与所有的骗子同出一辙,所谓"神医"的伪装也同样华丽迷人,具有以下三个特征。

一是光鲜的头衔。

诈骗团伙的头子,被人们传为"神医",号称国际知名肿瘤专家,在他的居处可看到各种冠冕堂皇的证书、奖状等证明材料。实际上,这些材料都是自制的。

二是显著的"战绩"。

据坊间传说,这位"神医"尤其擅长治疗各种癌症,在他治愈的许多癌症患者中,有不少是被医院"判了死刑"的癌症晚期患者,而"神医"的助手就是其中一个,这位号称被治愈的典型颇具说服力,有很大的欺骗性。实际上,这是他们精心伪装的一个托儿。

三是新奇的方法。

非法行医的"神医"宣称，用饥饿疗法可以治疗癌症。确实，在治疗癌症的医学领域里，有一种饥饿疗法，例如治疗肝癌时，医生用介入方法，阻断为肝脏肿瘤供血的血管，从而让肿瘤细胞得不到营养而死亡。但是，这种方法只能在正规医院实施，也绝不是所有的癌症都适合用这种方法。"神医"的所谓饥饿疗法，就是让患者住在偏僻的小山村，每天只吃点儿葡萄，再喝点儿其所谓的祖传中药秘方，他们宣称能在百天内，将患者体内癌细胞全部饿死。实际上这是完全不着边际的谬论。

仔细想来，几乎所有骗子的伪装，都有以上三个特征。其目的就是博人眼球，诱使那些对癌症充满恐惧、对生存充满渴望的人上钩。果不其然，真有不少癌症患者中招，其中还有一位患乳腺癌的年仅 32 岁的海归女博士、某大学优秀青年教师。她付出巨额治疗费后，在一个偏僻的小山村忍饥挨饿，每天仅吃一点儿葡萄，喝一点儿药汤，坚持一个多月，实在熬不下去了，此时营养极度缺失终于摧毁了身体的免疫系统。

实际上，抑制癌细胞的生长和扩散，靠的是身体的免疫系统，这是最起码的医学常识。

后来证实，女教师患乳腺癌虽已至晚期，但癌细胞并未大量扩散，正是"饥饿疗法"促进癌细胞大量扩散转移，从而加速了死亡。然而因这种"饥饿疗法"致死的受害者还不仅她一人。

医学专家说，这种"饥饿疗法"没有任何科学依据，如果癌细胞饿死了，正常细胞也必然会饿死，岂不是玉石俱焚？那么，受害者也只能是患者自己。

最终,谋财害命的骗子受到法律严惩,在告慰受害者的在天之灵时,也给我们留下深刻的警训。

要坚决拒绝非法行医,坚信正规医院无法治愈的疾病,非法行医的骗子更不可能治愈。

要了解治病的相关知识,若在网上搜索一下"饥饿疗法",就足以让人避免上当受骗。

要保持高度的警惕性,不要轻易相信任何人,千万别把钱交给骗子还把性命搭上!

看穿保健品销售的伎俩

中央电视台财经频道《消费主张》栏目,曾播出记者采访报道两位老人花钱买保健产品结果上当受骗的案例,实在有些离奇,也的确发人深省。

其中一位老人是 74 岁的王大妈,小学退休教师,为了晚年身体健康,她经常去听养生讲座,在增长知识的同时,也购买了大量保健产品。几年下来,琳琅满目的各种保健仪器堆满了屋子,头上戴的、鼻子插的、腰上系的、腿上包的、脚上穿的应有尽有,还有治疗高血压的各款手表、预防休克的呼吸机和为身体充电的充电器,真可谓哪里不舒服都能管,什么病都能治。另外,王大妈还购买了大量保健药品,足以装满 13 个纸箱。但记者发现在那些保健仪器包装上,找不到任何相关的批准文号,在那些保健药品包装上,大多数也没有任何批准文号,纯属来路不明。

王大妈在保健产品上的总投资高达 40 多万元,不仅花光了所有积蓄,还先后向 50 多个亲戚、朋友借了 30 多万元,但她花钱买健康的愿望,最终是竹篮子打水一场空,不仅落下了一身病,还欠下了一身债。尤其是高价购买的那些治疗仪器,非但没有效果,反而使膝关节病更严重了。痛定思痛,从头反思,她才看穿骗子的伎俩,知道自己上当受骗了,被那些商家忽悠了,显然是中了"别嫌工资少,先把老命保……"之说的毒。

另一位老人是 80 岁的黄奶奶，大学退休的心理学教授，自从她 5 岁的大孙女因患肾衰竭夭折，老伴儿又患上胰腺癌之后，对死亡的恐惧和对亲人的担心，促使她开始疯狂购买各种保健产品，小的产品不用说，仅一项保健浴室的建造，就花去 6 万多元。由于她家经济条件不错，很快就成了商家的重点服务对象。一次她因病住院，每天都有商家派来的小伙子或小姑娘来照顾她，帮她洗衣服、削水果，还帮她洗澡、按摩，那种细致入微就连自己的子女都望尘莫及、自叹弗如。隔壁的病友羡慕地对她说："那么多人来看你，你可真是幸福啊！"

10 多年来，黄奶奶购买各种保健产品，总计花费了 40 多万元。有一次在美国的儿子告诉她说，她服用的一款保健品，在美国 1 盒仅卖 20 美元，相当于 130 元人民币，可在国内这款保健品 1 盒售价却高达 740 元人民币。这让她幡然醒悟，终于看穿保健品的销售伎俩，她意识到这些商家太黑心了，特别是 2011 年老伴儿的去世，让她彻底看清那些所谓的保健产品的真面目。

后来，黄奶奶用自己的切身体会和感悟写了一本养生书，名为《心理健康活百岁》，她用大量的篇幅分析购买保健产品的人，通常都有以下三种心理活动：一是对健康的期待；二是对疾病的无奈；三是对死亡的恐惧。

在这三种心理活动促使下，只要听说是对治病保健有利的东西，很多人都想去尝试，生怕错过治病保命的天赐良机，哪知道恰好就迈入了骗子早已设好的陷阱。

特别是城市里退休的老年群体，其中大多数人学识较高，经济条件较好，对健康渴求也更高，因此大都存有这三种心理，很容易滋生购买保健产品的冲动，这部分人正是保健产品商家的重点销售对象，也是各路骗子眼中流油的大肥肉。

黄奶奶告诫人们，健康是买不来的，为了防止上当受骗，一定要善于看穿骗子的伎俩，不要盲目追求养生保健市场上的时髦产品。只有心态好、爱劳动、能自理，才是最好的养生保健。

贪小便宜最易吃大亏

江苏卫视《新闻眼》节目曾播出一则新闻：近百位老人落入不法商家设下的推销保健品的"旅游"圈套。再次告诫人们：贪小便宜最易吃大亏。

60多岁的南京李女士，一段时间经常接到某公司电话，声称有免费旅游项目，如果把钱充入公司金卡，参加旅游就能免费，还能享受一系列优惠，并收到鸡蛋等礼物。

不用花钱就有此等好事，为何不尝试一下？这么一想，李女士就办了一张公司金卡并充了4万元。

李女士真的参加了免费旅游，但只是走马观花，而且参加免费游的人很快都被集中在一起听养生保健课，实际是公司推销保健品。公司的人大言不惭地宣称，最新生产的保健品科技含量高，既能治病又能养生，每一份需要1.4万元，并要求他们购买。当李女士提出用自己的金卡付款时，公司的人坚决不干，当她又提出不想购买时，公司的人软磨硬泡地让她签字，还哄骗她说签了字也可以不买。

哪想到，李女士回到南京没几天，就有人给她送保健品，还说已为她垫付了钱，让她把钱还给自己，无奈之下李女士只好把钱付给他。就这样，李女士购买各种保健品总计花了8万多元。

后来，公司说为答谢客户，带她们去"纯粹旅游"。

结果，李女士与全国各地的近百位老人，一起来到江苏省宜兴市，公司的人带她们走马观花游览后，把她们集中到南岳山庄的大会堂，一方面让养生专家为她们讲养生保健课，另一方面还有医生为她们检查身体。只见那些自诩为北京来的医学教授，手中持有一个小机子，将它接到老人身上，不一会儿就打出一张小单子，然后煞有其事地对老人说，"你的各项指标都不好，身体的问题已经很严重"，并建议老人吃公司销售的保健品，说这样才能治好心脑血管病、糖尿病和高血压等病症。当有些老人向医生要那张小单子时，医生却以各种理由予以拒绝。

此时，有人发现公司组织的"纯粹旅游"目的不纯，具有诈骗嫌疑，于是就在宜兴市当地报警。当警察和记者赶到现场时，这些老人才如梦初醒，知道自己上当了，全被这伙骗子忽悠了。

警察在调查取证时发现，那些自诩为北京来的医学教授全是假冒的，那些保健品包装上虽然有正规批号，但这家公司却没有销售保健品的经营许可证。那些假冒的医学教授不仅为老人们看病检查诊断，还把保健品当作药品销售给老人们，这些行为都已涉嫌诈骗犯罪，警察当场就采取了强制措施，把参与作案的 14 个人全部都带走了。

当地法律界人士认为，这是一起诈骗团伙犯罪的案件。犯罪分子以非法占有他人钱财为目的，采取免费旅游推销保健品等方式，假冒医生为老年人检查身体，还把保健品当作药品向老年人推销，严重侵害了老年人的合法权益，可能会给老年人带来巨大财产和生命的危害。

　　这个案例为我们再次敲响了警钟,老年人大都更加重视养生保健,这原本是可以理解的,但是有些老年人认知能力比较差,所以一方面要通过学习提高自己的认知能力,另一方面要多与儿女沟通,以防上当受骗。

　　2018年12月,中央电视台报道一对老年夫妻被人忽悠去买保健品投资,结果差点儿把房子赔了进去。这个案例着实有点儿不可思议,可它就真的发生了。

　　我在想,进入人生的老年阶段,随着年龄的增长,智商肯定会有所下降,所以老年人尤其要提高警惕,既要当心别有用心的人骗你,也要当心自己的贪欲作怪,无论出现在你眼前的东西有多么美好和诱人,我们都千万不能忘记那句话:"天上不会掉馅饼,世上没有免费的午餐!"

用医学知识擦亮你的双眼

在众多上当受骗的案例中，我发现了一种现象，即：不论受害者学识水平有多高，专业知识有多强，若缺乏必要的医学知识，就不可能具备良好的健康素养，在谣言泛滥和骗子横行的情势下，很难保持清醒的头脑。

下面记述的这件事，让我进一步地感受到，学习和掌握必要的医学知识是多么重要。

2018年，从大洋彼岸传来一则信息，大意是说：美国政府向公众宣布，胆固醇有重要的生理功能，对人体有益无害，不会引发心脑血管疾病；人体每天大约消耗950毫克胆固醇，大部分靠自身合成补充，小部分靠摄取动物类食品补充，每个人都应当放心地吃禽蛋和肉类食品；胆固醇并无好坏之分，没必要吃降脂药；100多年来，说胆固醇是造成心脑血管疾病的元凶，实际上是一场大骗局。

这个信息犹如一声炸雷，令所有人都感到震惊，尤其是在我国医学常识普及宣传逐步深入的今天，已有越来越多的人认识到，控制饮食胆固醇是预防和治疗心脑血管疾病的关键，而这个信息却颠覆了所有人的认知。也正因为如此，许多人都用手机在朋友圈中转发这个信息，一时间闹得大家真假难辨、不知所措。有些朋友也给我看了这个信息，并问我对这个信息有什么看法。

我对他们大致谈了以下四点看法：

首先，我怀疑这则信息的真实性。因为这则信息看似来自美国政府，但细看却是美国农业部发布的信息，这么重大的医学科研成果和结论，为什么是农业部而不是卫生部发布，这是不是有点儿不合逻辑和不合情理呢？

其次，我认为医学界从未否定过胆固醇的重要生理功能。只是长期以来，医学专家在探讨心脑血管疾病发病机理时，发现饮食胆固醇过多是引发心脑血管病最重要的因素，通过医学解剖化验，就能证实这个观点。造成动脉粥样硬化及堵塞血管的东西，明摆着就是脂肪胆固醇，这就如同确凿的犯罪证据摆在了那里，可如今却有人想为胆固醇翻案，这绝对是不可能的。当然，在现实生活中确实有些人吃了不少禽蛋和肉类食品，却没有患心脑血管疾病，但他们能代表所有人吗？要知道人体代谢能力有很大的差异，如果你像他们一样也吃大量的禽蛋和肉类食品，那你就一定也要像他们一样要有很强的代谢能力，否则你很可能就没那么幸运。请记住，命运在自己手里，千万不要受他人的摆布。

再次，我认为胆固醇确实有好坏之分。20世纪美国两位医学教授经过多年研究论证，从全新的角度诠释了高密度脂蛋白胆固醇的生理功能，即高密度脂蛋白把血液中的胆固醇逆向转运至肝脏进行代谢，从而降低了血液中的胆固醇水平，有利于预防和治疗动脉粥样硬化。这个科研成果获1985年诺贝尔医学奖。因此，医学界都称高密度脂蛋白胆固醇为"好胆固醇"。但后来世界上一些科研机构在探讨如何才能升高人体高密度脂蛋白胆固醇的课题时，发现致使高密度脂蛋白胆固醇升高的一些原因，并不能降低心脑血管病发病率,这就为否定好胆固醇的作用提供了不同依据。应当说,医学界关于胆固醇的学术争论并未完结,对心脑血管疾病发病机理的研究还在继续。但大量的临床统计结果表明,高密度脂蛋白胆固醇与心脑血管疾病呈高度负相关,即高密度脂蛋白胆固醇越低,患心脑血管疾病的可能性就越大;低密度脂蛋白胆固醇与心脑血管疾病呈高度正相关,即低密度脂蛋白胆固醇越高,患心脑血管疾病的可能性就越大。显然,从统计大数据看,胆固醇确实有好坏之分。也正因为如此,体检时的血脂检测指标中,始终都少不了高密度脂蛋白胆固醇和低密度脂蛋白胆固醇这两项指标。

最后,我还有点儿疑问。如果美国农业部发布这个信息,不是有人恶作剧肆意编造的话,那就是有其不难揣测的目的,即发布这样的信息,能够打消人们对胆固醇的恐惧和顾虑,从而让更多的人放心大胆地去吃各种禽蛋和肉类食品,这样不就能促进农业和畜牧业的发展吗? 但是,这种观点能得到卫生部的认可吗? 能得到药品食品监督管理局的支持吗? 我们可以拭目以待。

对于以上我的观点,朋友们都表示赞同。

实际上,类似的消息以及各种奇谈怪论,在我们国家也早已是满天飞了,在信息大爆炸的社会环境中,站在各种不同立场的人,所发出的声音自然是不同的,所以我们没必要去过度解读。

我相信,美国的大多数人,对这种信息也都会不屑一顾,还是该干什么就干什么。

通过这件事,我进一步体会到,学习必要的医学知识和养生知识是非常重要的,可以擦亮我们的眼睛,让我们保持清醒的头脑,就如同军事指挥员指挥打仗一样,务必要把握住五行,即在战前掌握敌情、我情、时间、地点和任务，这样才能在战斗中始终立于不败之地。

可见，与敌人作战靠的是军事素养，同样的道理，与疾病作战就要靠健康素养。我们必须学习掌握必要的养生知识和医学知识，提高自己的健康素养和识别能力，只有这样，才不至于像傻子一样被别人的奇谈怪论和花言巧语所干扰和愚弄。

奇谈怪论止于智者

的确，无论什么领域里都有奇谈怪论，在民间养生保健领域里也同样是如此。请看下面的三种说法：

一是香烟无害。民间曾流传一个奇谈，说的是一位90多岁的老人，突然发现自己吸了一辈子香烟，如今还活得很滋润，可一直劝他戒烟的那些医生却都死掉了。于是他由衷地感叹：铁的事实证明那些医生的观点是错误的，香烟其实并不是坏东西。

二是肥胖有益健康。眼下正流行一个观点，人进入中老年后，身体还是胖一些为好，若有一个小肚腩或啤酒肚，那就再好也不过了，因为这样的人一旦生病，能经得起疾病消耗，而那些身体不怎么胖的人，是经不起疾病消耗的。

三是生命在于静止。坊间还盛行一种怪论，"生命在于运动"的观点其实是错误的，你看那些乌龟、甲鱼总趴在那里静止不动，可它们的寿命却最长，能活到100多岁甚至200岁，因此"生命在于静止"的观点才是正确的。

制造这些奇谈怪论的人，如果只是想开个玩笑博大家一乐，那我们也不妨一笑了之，但如果想用这些奇谈怪论否定吸烟对人体健康的危害，或否认肥胖是引发心脑血管疾病的代谢疾病，或抹杀运动在养生中不可替代的作用，那就大错而特错了。

其实,讲述和欣赏这些奇谈怪论的人,都明知这些观点是错误的,但他们想为自己吸烟寻找依据,或想为自己肥胖寻找理由,或想为自己懒得运动寻找借口。实际上,他们既是在自己骗自己,也是在误人子弟。

可悲的是,很多人面对这些荒谬的观点却有口难辩,因为这些观点的背后都有充分的证据,一旦遇到反驳,他们就会用"事实胜于雄辩"和"实践是检验真理的唯一标准"等予以还击,好像真理就在他们手里,这也确实让人哭笑不得。

那么,问题究竟出在哪儿了呢?

问题就出在很多人都缺乏哲学思辨的头脑,哲学是让人聪明的学问,是人类智慧的源泉,可以给人正确的世界观及方法论,从而能客观地看待一切事物。

下面,我就试用哲学的辩证法批驳这三种错误的观点。

第一个观点,错就错在把个别或少数现象,当成了一般的规律,把特殊性当成了共性。个别人或少数人即使吸烟也能长寿,绝不能证明吸烟对人体无害,更不能说明香烟是个好东西。相反,大量的科研和实践证明,吸烟不仅对身体有害,而且还是引发肺癌的元凶。千万别忘记,这本书已经告诉你,肺癌是第一大癌,引发肺癌的第一诱因就是吸烟。

其实,在养生领域里把特殊性当成共性的例子非常多,例如现在不少人都在传,一位老太太每天都吃红烧肉,活到100岁仍乐此不疲。为此,很多人就认为多吃肉不会患心脑血管疾病,多吃肉也能长寿。其实,这个传言即便属实,也不值得大惊小怪。千万别忘记,这本书已经告诉你,心脑血管疾病是一种代谢性疾病,其引发与饮食有关，也与运动有关，更与个人的代谢能力有关，而每个人的代谢能力差异很大，少数代谢能力强的人多吃肉不会患心脑血管疾病，并不代表多数人也同样会是如此。如果你认为别人多吃肉不会患心脑血管疾病，因此自己多吃肉也不会有问题，那你就很可能被那些少数人表现出的假象所迷惑欺骗，并要为此付出惨重的代价。别忘了，防病治病、养生保健的最高法则是，从自己身体的实际出发，而不是一味地照搬别人的经验。

第二个观点，错就错在颠倒了因果关系，肥胖是患病的原因，消耗则是患病后的结果，如果没有肥胖就可能远离疾病，也就谈不上什么疾病和消耗。如果患了重病，再肥胖的人也经不起消耗，与其肥胖坐等疾病和消耗，不如减肥远离疾病及风险。千万别忘记，这本书已经告诉你，肥胖列在代谢综合征 4 大因素之首，是引发心脑血管疾病和癌症的重要祸根。

第三个观点，错就错在犯了机械类比的错误，把人与乌龟进行类比，就是把热血动物与冷血动物进行类比，用两种属性完全不同的物种进行类比推理，岂能得出正确的结论？乌龟通常都冬眠，静卧时每分钟心跳只有 5～6 次，人类能做到吗？千万别忘记，这本书已经告诉你，运动是人体维持代谢平衡的必要条件，在防治心脑血管疾病和癌症的过程中，运动的作用是任何药物都无法取代的。

喜欢传播和欣赏那些奇谈怪论的人，千万别再犯傻了，长点儿心眼吧，学点儿哲学和辩证法，变得聪明一点儿吧！人应当有自己的主见，不要人云亦云，也不要跟着瞎起哄，更不要让人给忽悠了！

别上虚假养生广告宣传的当

不久前,电视节目中曾播出一则广告,宣称某种保健产品能软化血管,清除动脉粥样硬化斑块,并说吃这种保健品之前,可以先做一次彩超检查,吃一段时间后,再做一次彩超检查,将两次彩超检查结果对比,一定会发现血管堵塞有明显改善。

乍看起来,这广告底气十足,保健产品敢接受严格检验,让人不能不信服。其实,这里有猫腻,因彩超检查的最大缺点是精度不高,对心脑血管狭窄程度无法做准确诊断,只是一种辅助性的检查诊断方法。所以把吃保健品前后两次彩超检查的结果进行对比,是很难说明问题的,这也为做广告的人留下了很大的回旋余地。如果我们事先具备了这些知识,那就不可能上当受骗。

目前,市场上各种药品和保健品广告宣传中,使用最多的关键词就是降血脂,软化血管,清除动脉粥样硬化斑块和疏通血管等。如果我们具备一点儿医学常识,就知道动脉粥样硬化的形成是一个漫长的过程,仅靠吃药或吃保健品就能把血管疏通,这完全是骗人的鬼话。

我还曾在电视上看到一则推销蜂胶的广告,一位冠名医学教授的人说:"吃这种蜂胶可使高密度脂蛋白胆固醇升高一倍。"我的天哪! 高密度脂蛋白胆固醇是好胆固醇,被业界称为"血管清道夫",

现在满世界都生产不出直接提升高密度脂蛋白胆固醇的特效药品，这显然是浮夸的虚假广告。他这一句话就彻底露了馅。

几年前，报纸上曾连篇累牍地宣传一种治胃病的新药，广告和文章的醒目标题是"3天就能治好老胃病"，一时间去药店购买这种新药的人络绎不绝。其实，这种新药只是含有猴头菌成分的一种保健品，没有任何治疗作用。可怜的善良的人啊，大把的血汗钱就这样被人轻易地卷走了，你不想一想啊，除了"神药"还有什么药3天就能治好老胃病？

现在，社会上又出现了一种新动向，许多药品和保健品商家通过各种手法，打探人们的手机或住宅电话号码，指使销售人员不断地拨打电话推销产品。他们的嘴巴可甜了，一口一个爷爷、奶奶，一口一个叔叔、阿姨，别提叫得有多亲了，并且有奖销售、买一送一、先试用等花样层出不穷，当你真的购买了他们的产品，他们在暗地里笑得合不拢嘴时，还一定会说你是个大傻瓜。当然，他们也一定会继续把你当作衣食父母，以便从你身上攫取更多的福利，直到你觉醒的那一天。

所有的不法商家和骗子，都必然地会有一个共同的特征，那就是他们都会使尽浑身解数去迎合人们的需求，用尽一切办法让人相信他不是在忽悠你。

其实，在他们眼里，普通群众就是饥饿觅食的小鱼，一旦发现可口的饵料就会主动上钩，并且他们深谙吹嘘得越玄妙越容易诱人上当的骗术。于是他们总是冠冕堂皇地粉墨登场，编造出人们最爱听的语言，吸引人们的注意力，激发人们的购买欲。

2018年12月，中央电视台报道，全国公安机关全年破获3 000

多起保健品诈骗案件,抓获犯罪嫌疑人1 900多人,追赃挽回损失超过1.4亿元。我相信,实际发生的未破获的案件数量远比这还要多。也正因如此,国家公安机关提醒广大人民群众,面对各类免费检查和保健品推销,一定要提高警惕,防范其中的陷阱。

在这样的不得不面对的残酷现实面前,我们究竟应该怎么办?

我的回答是:凡是推销药品和保健品的养生讲座,不要听也不要相信;凡是推销药品、保健品的电话,不要接或接后毫不犹豫地挂断;凡是媒体宣传有奇效的药品、保健品,不要相信也不要买。我们最应该做的事情是:用知识擦亮眼睛,用宁静定下心来,用双手捂住自己的钱袋子。

如何避免过度治疗？

在治疗心脑血管疾病方面，过度治疗主要表现在滥用支架。

《中国青年报》一篇报道曾引起轰动，该文称心血管专家胡大一教授认为，支架对治疗急性心肌梗死非常有效，但统计表明，一半支架都不靠谱，我国连续 3 年心脏支架使用量年增 6 万个，心血管疾病患者死亡率却逐年上升。

胡大一教授在接受媒体采访时，痛陈目前确实存在过度检查和治疗的危害，并一针见血地指出，过度检查和治疗不是为了人民，而是为了人民币！

如何严格把握放支架的适应证，有效避免过度治疗，北京安贞医院对患者高度负责的精神和科学治疗的技术值得点赞，对我们如何避免过度治疗也很有启发。

2018 年，在北京卫视养生堂栏目的"特殊的心绞痛"节目中，北京安贞医院心内六科 B 区主任赵全明教授为大家讲解了如何识别和治疗特殊的心绞痛。

赵教授说，患者心肌梗死发病前，通常会出现心绞痛，而一种特殊的心绞痛，冠心病患者近半数会发生，发作时间较长，持续下去就可能发生心肌梗死。如何识别和治疗这类特殊的心绞痛，赵教授用两个案例对比来说明。

案例1：一位63岁的女患者，出现严重的心绞痛后来到医院，赵主任亲自为患者实施冠脉造影检查，先给患者注射一种透明液体即硝酸甘油，具有缓解冠状动脉痉挛的作用，注射后血管狭窄状况未发生改变，就排除了特殊的心绞痛可能性，随后即针对血管固定狭窄80%的情况，为患者安装了支架，疏通了血管。

案例2：一位60多岁的男患者，5年前开始发作心绞痛，近期次数增多，每次持续时间较长。一次喝酒后左胸疼痛剧烈，持续了50分钟，服用丹参滴丸无效，家人赶紧送他去安贞医院，做冠脉造影检查显示冠状动脉血管有4处狭窄，狭窄程度均达到80%～90%。按一般要求需放4个支架，但注射硝酸甘油后，造影显示血管痉挛全部缓解，血管狭窄程度明显改善，这说明患者是特殊的心绞痛，医学上也称之为变异型心绞痛或血管痉挛综合征，只需要服药和改善生活方式就能获得很好的疗效，因此不用放支架。现如今已过去了多年，这位患者的身体一直都很好，再也没有发生过心绞痛，还节省了一大笔支架治疗费用。对此，患者及家属对医生表示了深深的谢意。

以上两个案例告诉我们，并非所有严重的心绞痛患者都必须放支架，是否放支架应由正规大医院医生决定，患者避免过度治疗最有效的方法是改善生活方式。

在治疗癌症方面，过度治疗主要表现在四个方面：

一是盲目扩大肿瘤切除手术范围，造成正常组织也被切除，结果影响患者生存质量和康复效果。

二是盲目加大化疗次数和剂量，结果杀死大量人体正常的机体组织和细胞。

三是盲目增加放疗次数和剂量，对放疗不敏感的癌症也进行放疗，结果是得不偿失。

四是盲目选择各种未经科学证实的偏方等方法，结果造成患者更大的伤害。

《生命时报》刊文报道："现在肿瘤治疗方法越来越多，从疗效评估角度看，放疗、化疗、介入治疗等很多费用高的疗法，并没有取得预期效果。但因患者求生欲望强烈，为延续生命他们愿尝试昂贵的诊疗手段。有数据显示，有15%的晚期肿瘤病人在过度和不合理治疗中加速了死亡。"

上海瑞金医院胃肠外科业务带头人朱医生曾经说过：我们对中晚期胃癌的认识已经落后了，现在一遇肿瘤就首选开刀，之后再放疗、化疗。大小医院都这样做，晚期病人到了医院，来一个就开一个。经随访一年发现，许多晚期病人开刀后没有多长时间就复发了，生存期大多都很短。

因此，对晚期肿瘤患者要慎重手术，而手术治疗一般针对的是具有根治意义的特别是较早期的癌症，如果手术治疗没有多少把握根治，那就要慎重决定是否手术，否则，可能适得其反。总之，癌症治疗相当复杂，治疗效果取决于患者的病情、身体状况、精神状态等情况，在治疗过程中要因人而异，制定精准的个体化治疗方案，才更为科学有效。关键的问题是，患者要相信医生，也要尽量克服自己的盲目性，在治疗癌症的过程中多学习一些相关的医学知识，多跑几家正规大医院，多听一些专家的建议，再经过综合对比分析，才能有效避免过度治疗，最终与医生共同做出正确的治疗方案。

养生之道，大道至简

在现实生活中，我们每一个人都会面对各种眼花缭乱的养生保健信息，以及花样不断翻新的养生保健产品。那么，我们广大群众究竟应该相信什么？

我始终相信的是，那些经过几千年祖祖辈辈生活实践检验的传统而简单的养生保健方法，而决不轻信那些未经实践检验和科学证明的不确定的东西。当然，科学在不断发展，对未经实践检验的东西全部予以否定也是不对的。

关键是我们要想好两个问题：一是对未经实践检验的养生方法和保健产品，我们有必要冒花费金钱和失去健康的风险去尝试吗？二是对已经被实践检验的传统简单的养生保健方法，我们是否已经足够重视并付诸行动？

可能有人会问，被实践检验的传统而简单的养生保健方法，究竟是哪些确定的东西呢？回答这个问题并不难，请看那些百岁老人是如何生活的，就全都清楚了，他们用 100 年实践检验的养生保健方法，难道不是确定的东西吗？

先向大家推荐一个电视节目：《百寿探秘》。

2017 年至 2018 年，广西电视台《百寿探秘》节目摄制组采访了广西壮族自治区的 105 位百岁老人，然后制成电视节目在广西卫视陆续播出了 17 集。

给我印象最深的是 120 岁的黄奶奶，当摄制组记者问她家人："黄奶奶为什么能够这么长寿？"她的家人随口就答："可能是因为她经常吃玉米粥、南瓜粥、青菜和野菜吧。"这简短的一句话，就道出了她长寿的秘诀 。

纵观广西那些百岁老人，尽管生活经历不同，并都有自己的个性特点，例如有的喜欢吃辣椒，有的喜欢吃生姜，有的喜欢吃野菜，有的喜欢打扮等。但是，从总体上看，他们在养生保健方面有许多共同点，并且都是简单的方法，例如：乐观向上、饮食清淡、营养均衡、生活自理、知足常乐、不依赖家人、家庭和睦等。尤其是其中 97 位百岁老人常年热爱劳动或运动，足以证明"生命在于运动"。

可能有人会说，广西风景秀丽，空气清新，地理环境好，非常适宜养生。例如巴马县有个长寿村，那里空气清新，"命河"水富含矿物质，所以一个村就有七八个百岁老人。

不能否认以上这种说法有些道理，但仔细分析他们所讲的这些客观条件因素，或许都不是长寿最重要的原因，而最重要的原因还是那些传统的、简单的养生保健方法。如若不信，我们可以再到其他地方去看一下。

再向大家介绍一本书：《欢度百岁——江苏长寿老人风采》。

2010 年至 2013 年，江苏省政协会同各市民政等部门，历时两年多，对全省 2 000 多位百岁以上的老人全面调研，再深入进行分析整理，最终以综述、专题、个案等方式，完成这本书的编纂。该书生动勾勒出江苏现实生活中百岁老人的生活轨迹，从多个视角、多个层面探析了百岁老人的长寿之道。

我发现，书中介绍的那些百岁老人的生活经历虽不相同，但在养生保健方面却有许多相似之处，也都是简单的方法。例如他们性格乐观开朗，工作淡泊名利，生活知足常乐；性情随和，与人相处宽厚友善；注重合理饮食，起居很有规律；家庭和谐、子女孝敬；坚持运动或劳动，认为"养生莫善于习动"。

综上所述，广西的电视节目和江苏的书籍告诉我们，养生保健的环境因素固然重要，但生活方式才是最重要的，那些百岁老人的养生保健方法都非常简单，什么"知足常乐""起居有常""白菜豆腐保平安""主食多食粗杂粮"和"生命在于运动"等，皆为百姓所熟知，毫无什么奥秘可言。这也就是说，真正的养生保健成功的最大秘密，其实就是没有任何秘密。

要说这些百岁老人真的有什么神奇的话，那就是他们都不靠吃保健品养生，若问他们什么是"辅酶""护肝素""蛋白粉"和"抗氧化剂"等，恐怕没有人能回答出来。

这让我又想起了那句话："养生之道，大道至简。"

可是，天下人皆为凡人，每个人都企望自己能够健康长寿，而人性的贪婪、恐惧、自私和愚昧等弱点，又会让人总幻想拥有新奇时尚的养生保健秘诀，总害怕失去延年益寿的天赐良机，总渴望出现医治百病的神丹妙药。

因此，许多人对那些传统的简单的东西总是不屑一顾，这就恰好给了那些别有用心的人以可乘之机，他们精心编撰出诱人的谎言和噱头，宣传所谓有奇效的养生保健产品，引诱那些缺乏定力的人，一步一步地踏入他们设好的陷阱，于是乎，这世间就不断地孕育出更多的傻子和骗子。

如此看来,养生保健最重要的任务是:通过自身不断努力学习,掌握科学知识这一锐利武器,从而战胜人性的贪婪、恐惧、自私和愚昧等弱点。难道不是吗?

实际上,真正有奇效的养生保健方法原本都是非常简单的,简单得都让人难以置信。但是,这些养生保健方法又是非常难的,难就难在把许多简单的东西,都固化成了日常的生活习惯,每天坚守,长年不变,久久为功。

最为关键的问题是,你究竟相信什么?

我坚定相信的是,我们国家的百岁老人在未来一定会越来越多,这主要是因为懂得综合治理、简单养生的聪明人会越来越多,明白"复杂的终极是简单"的智慧人会越来越多。

后记　养生智慧不会从天降

中国有句俗话说"活到老学到老"。但我总是想,每个人一生中为了自己、家庭和社会,总在不断地学习各种知识,那么,究竟有多少人重视养生保健知识的学习呢?

实事求是地讲,我曾经历过多次严重的心绞痛,可是直到第四次住院做冠脉造影检查确诊右冠状动脉狭窄 80%,我才幡然猛醒,我躺在医院的病床上,深深地责怪自己太傻、太笨、太蠢,怎么竟然会落到这步田地!

我下定决心,就是死也要死个明白,幸运的是我经过学习和实践,终于战胜了病魔。

再看那世间的芸芸众生,有多少人稀里糊涂被病魔过早地夺走了生命,我也险些成为其中一个。

正因如此,我才有感而发:人生不能只有赚取金钱的智慧,更要有赚取生命的智慧;人生不能仅对工作精益求精,更要对健康精益求精。我曾主讲过近百场养生讲座,题目就是:"赚取生命的智慧"。

假如我没患过冠心病,假如我没经过深刻反省,我相信自己绝不会发出这样的感慨!

纵观世界上的科学知识,无一不是人类智慧的结晶,也无一不是人类智慧的源泉,而其中最有价值的当属养生保健知识。

但凡聪明的人,都十分重视学习养生保健知识,因为他们深知人的生命最宝贵,而养生保健知识能让人活得更明白,活得更健康,活得更舒服,活得更长久。

因此,称养生保健知识是最有价值的知识绝不为过。

现如今,人民的生活越来越富裕,心脑血管疾病和癌症等病魔也越来越猖獗,这些疾病迅速蔓延和日趋年轻化,不断为我们敲响警钟,不能再等了,养生智慧不会从天降,到了认真学习养生知识和医学知识的时候了!

现在,国家大力提升医疗水平,同时也开始重视开展群众性的养生知识和医学知识普及教育活动,各种媒体都在积极宣传和普及养生保健知识和医学知识。

在本书中,我除了介绍自己防病治病的经验和体会外,还介绍了一些医学专家在电视节目中或其他媒体中宣讲的案例。这些医学专家年富力强、学识渊博,掌握医学科学前沿的信息和技术,并具备丰富的临床经验,他们所讲的这些案例及知识,具有很强的针对性和实用性;患者的经验和教训,也同样发人深省,对我们预防和治疗疾病,均有较好的启迪作用。

但我发现,很多朋友对这些知识及案例并不了解,所以就无法利用其指导自己的养生实践,也有很多群众由于对医学常识不理解,而陷入认识误区不能自拔,这实在是有点儿遗憾。于是,我就利用电视回放功能,反复播放这些节目,并用笔做详细记录,再经深入学习和理解后,最终加工整理编入本书。由于我水平有限,对专家讲的案例,难免会有疏漏或曲解还请读者谅解并指出。为顺应国家养生科普教育的需要和满足群众养生知识学习的需求,我做了一点儿实在的工作,也算是尽了自己的微薄之力吧。

在写作过程中,我牢记书的宗旨是:站在普通群众立场,在广大患者与健康幸福之间架起一座桥梁。

在写作方法上,我遵照读者的需求和出版社的要求,努力汲取和运用科学前沿知识,尽力做到"授人以鱼不如授人以渔"和"不能只解人一时之急,更要解人一世之需"。

在写作完成后,我征求了许多专业人士的意见。我的弟弟林青就是一位专业医生,他从医40多年,曾任某医院内科主任,具有深厚的理论功底和丰富的临床经验,他始终鼓励我写作,并给我提供了很多好的写作和修改建议。

由于主客观原因,本书的内容尚有不够全面和严谨之处,在此特表歉意,也望读者谅解。另想说明的是,本书的内容可以作为参考,但不能作为看病治病的依据。

最后,我对出版社的领导和编辑、医学界的朋友、我的同学和兄弟所给予我的热情帮助,以及广大读者朋友所给予我的莫大信任,表示衷心的感谢!

林正

2019 年 11 月于南京